INTERVALLFASTEN 16:8 & CO

FÜR FRAUEN

WIE DU GEZIELT FETT AM BAUCH VERBRENNST UND NACHHALTIG ABNIMMST OHNE JO-JO EFFEKT INKL. 4-WOCHEN CHALLENGE PROGRAMM FÜR GARANTIERTEN GEWICHTSVERLUST AUCH FÜR ANFÄNGER UND BERUFSTÄTIGE

Bonus: Checkliste zur Typengerechten Fasten Methode und 84 Rezepte

VON

SANDY SCHWARZ

VORWORT

Du bist die ewigen Diäten leid und suchst schon lange nach einer dauerhaften Lösung, mit der du weiterhin genießen kannst? Dann ist das Intervallfasten sicherlich eine gute Option, da du hierbei flexibel bist und es keine Verbote in Bezug auf die Lebensmittel an sich gibt. Verschiedene Methoden sorgen dafür, dass du dir genau die richtige Variante aussuchen kannst, die zu deinem Leben und zu deinem Alltag passt. Du isst einfach zu bestimmten Zeiten oder eher in einem spezifischen Zeitfenster und fastest in der übrigen Zeit. Mehr steckt eigentlich nicht hinter der Grundidee des Intervallfastens.

Das Besondere am Intervallfasten ist aber nicht nur, dass du sehr flexibel bist und es keine Einschränkungen bezüglich der Nahrungsmittel gibt. Vielmehr sollten die gesundheitlichen Vorteile noch beachtet werden, da diese Form der Ernährung viel mehr kann, als nur die Pfunde purzeln zu lassen. Der Körper bekommt dringend benötigte Ruhepausen zwischen einzelnen Mahlzeiten und hat erst dadurch die Möglichkeit, die Zellen zu reparieren und die Verdauung wieder ins Gleichgewicht zu bringen. Du bleibst länger jung, hast mehr Energie, kannst dich besser konzentrieren und wirst dich selbst in psychischer Hinsicht besser fühlen. Es dauert natürlich einige Tage, bis diese Effekte eintreten und du dich darüber freuen kannst.

Überhaupt ist das Intervallfasten auf die langfristige Umsetzung ausgerichtet und nicht darauf, nur für zwei oder drei Wochen in deinem Alltag Platz zu finden. Mit jedem Tag und jeder Woche wirst du dich mehr an die neuen Regeln beim Essen beziehungsweise bei den Zeiten gewöhnen. Du musst nur deine perfekte Methode finden und die klassischen Fehler beim Intervallfasten vermeiden. Genau dafür ist dieses Buch da!

Du findest hier die beliebtesten Formen des Intervallfastens genau wie Tipps und Tricks, wie du besser durchhältst und den großen Hunger in den Fastenphasen vermeidest. Mit der großen Challenge in diesem Buch findest du außerdem den besten Einstieg in das Intervallfasten – natürlich mit leckeren Rezepten, die lange sättigen und dich bei der Umstellung auf die neue Ernährungsform super unterstützen.

INTERVALLFASTEN – DAS STECKT DAHINTER

Was genau steckt überhaupt hinter dem Intervallfasten und aus welchem Grund handelt es sich um einen so beliebten Ernährungstrend? Zuerst einmal sollte der Begriff kurz erklärt werden: Er beschreibt, dass in Intervallen und eben nicht dauerhaft gefastet wird. Die genauen Intervalle dauern zwischen 10 und 24 Stunden – je nach Methode, für die man sich frei entscheiden kann.

Der Gedanke hinter dem Intervallfasten ist recht simpel: Der Körper soll durch die Pausen zwischen den Mahlzeiten entlastet werden. Viele Krankheiten, die in der heutigen Zeit häufiger auftreten, hängen mit zu großen Portionen, mit ständigem Essen sowie mit der Auswahl der Lebensmittel zusammen. Das so oftmals entstehende Übergewicht hat dann wiederum negative Folgen und ist außerdem nicht gerade der natürliche Zustand des menschlichen Körpers.

Gehen wir einmal zurück zu unseren Vorfahren und zu den Zeiten, in denen das Leben als Jäger und Sammler völlig normal war. In diesen Zeiten gab es gar keine Möglichkeit, drei regelmäßige Mahlzeiten am Tag zu essen, da diese doch erst einmal gesammelt und erjagt werden mussten. Ein spätes Frühstück und eine frühe Mahlzeit am Abend mit langen Pausen bis zum nächsten Essen waren da eher die Regel. Diese Ruhepausen, in denen nicht die ganze Zeit das Essen verdaut werden muss, sind perfekt für den Körper geeignet und sorgen dafür, dass viele Prozesse wie die Zellreparatur erst angeregt werden. Es ist daher ganz natürlich für uns Menschen, dass wir nicht die ganze Zeit essen. Außerdem sagt niemand, dass es immer schon normal war, dreimal täglich zu essen und dabei große Portionen und zusätzlich mehrere Snacks zu sich zu nehmen. Kein Wunder, dass wir uns nach einigen Wochen des Intervallfastens mit geringeren Mengen an Lebensmitteln und längeren Pausen vom Essen wohler, fitter und wacher fühlen. Anders gesagt: Unsere klassische Urform der Ernährung hat schlicht einen anderen Namen bekommen und wird jetzt Intervallfasten genannt.

Ein Blick auf die Wissenschaft und auf Ergebnisse von Studien kann an dieser Stelle helfen, um die Bedeutung des Intervallfastens für den Körper besser zu verstehen. Über lange Zeit hinweg gab es hier noch gar keine Studien mit Menschen, die zeigen, wie sich das Intervallfasten genau auswirkt. Das hat sich jetzt geändert. So wurden in einer Studie der Universität Graz 60 Personen über einen Zeitraum von vier Wochen hinweg beobachtet. Keine der Personen hatte Übergewicht, sodass sich das Gewicht in einem normalen Rahmen bewegte. Nach 36 Stunden Fasten durfte für zwölf Stunden ohne Einschränkung gegessen werden. Diese extremere Form des Intervallfastens reduzierte im Durchschnitt das Gewicht um 3,5 Kilo, senkte den Blutdruck und das schädliche Fettgewebe konnte ebenfalls reduziert werden. Weiterhin zeigte die Studie positive Auswirkungen auf das Herz-Kreislauf-System.

Andere Studien zeigten, dass das Intervallfasten nur dann wirklich wirksam ist, wenn es über einen langen Zeitraum hinweg übernommen wird. Denn als nach der Studienzeit von vier Wochen der normale Alltag wieder aufgenommen wurde, zeigten sich keine langfristigen Folgen. Gerade das stundenweise Fasten von 12, 16 oder 20 Stunden täglich zeigte in einigen kleineren Studien große Erfolge in Bezug auf die Gesundheit. Vor allem der Blutdruck sowie das Risiko von Herz-Kreislauf-Erkrankungen sinken und schädliches Bauchfett wird erfolgreich abgebaut.

Insgesamt ist die Studienlage beim Intervallfasten noch nicht so umfangreich, wie es sein könnte. Zum Glück wird hier aber immer mehr geforscht, sodass sicherlich noch umfangreichere Studien folgen werden, die die Effekte des Intervallfastens auf den Körper zeigen. Es gibt, wie gesagt, erste positive Ergebnisse – wichtig ist aber sicherlich ebenfalls, dass in der Praxis immer mehr Menschen mit dem Intervallfasten sehr gute Ergebnisse erzielen. Eine bessere Konzentrationsfähigkeit, besserer Schlaf, Gewichtsreduktion und mehr Energie werden schließlich bei sehr vielen Menschen beobachtet. Die ersten Studienergebnisse sind daher schon sehr positiv und können sich sehen lassen.

DIE POSITIVE WIRKUNG DES INTERVALLFASTENS

Doch warum genau wird das Intervallfasten immer so gelobt und als eine perfekte Methode für eine bessere Gesundheit und für das Abnehmen gefeiert? An dieser Stelle erfährst du mehr über die vielseitigen Vorteile des Intervallfastens, die übrigens bei allen Formen dieser Ernährungsweise zu beobachten sind.

Viele Menschen denken im ersten Moment fast ausschließlich an die Vorteile des Intervallfastens in Bezug auf die Gewichtsreduktion und daran, dass mit den bewusst eingehaltenen Essenspausen schnell das Traumgewicht erreicht werden kann. Das Abnehmen funktioniert tatsächlich gleichmäßiger und besser, wenn Pausen zwischen den einzelnen Mahlzeiten eingehalten werden. Vielleicht noch entscheidender ist hierbei, dass bei einer guten Umsetzung weniger Kalorien aufgenommen werden, als es vorher der Fall war. Dadurch ist eine Gewichtsabnahme möglich, ohne dafür besonders viel tun zu müssen.

Intervallfasten kann aber noch mehr, als nur schneller die Pfunde purzeln zu lassen. Die gesundheitlichen Auswirkungen sind enorm und nicht zu unterschätzen. Auffällig ist, wie schnell das Intervallfasten das Bauchfett im Vergleich zu anderen Ernährungsformen schmelzen lässt. Außerdem regen die Essenspausen nicht nur die Fettverbrennung an, sondern helfen auch dem Körper dabei, wichtige Reparaturprozesse in den Zellen anzuregen, die durch das sonst übliche ständige Essen gar nicht umgesetzt werden können. Die vorhandene Energie wird im Normalfall für die Verdauung benötigt – und steht mit dem Intervallfasten wieder frei zur Verfügung. Dadurch ist der Körper in der Lage, die Zellen zu regenerieren, er wird entlastet und wir fühlen uns voller Energie und sehen durch diese Prozesse im Körper sogar jünger aus.

Die Entlastung des Körpers bringt aber noch weitere Vorteile mit sich. Zu den positiven Effekten auf die Gesundheit gehören die folgenden Punkte:

- ✓ Übergewicht wird langfristig und gesund abgebaut
- ✓ Der Blutdruck sinkt

- ✓ Abbau von Bauchfett
- ✓ Die Blutzuckerwerte verbessern sich
- ✓ Der Körper kann Zucker besser verarbeiten (geringere Gefahr, an Diabetes Typ 2 zu erkranken)
- ✓ Entzündungen im Körper und im Gehirn werden vorgebeugt (Intervallfasten senkt das Risiko, an Krebs, Alzheimer und Rheuma zu erkranken)
- ✓ Besserer Schlaf
- ✓ Mehr Energie, Müdigkeit nimmt ab
- ✓ Gute Laune, insgesamt ein besseres Wohlbefinden
- ✓ Die Verdauung funktioniert besser, Entlastung des Darms
- ✓ Bessere Konzentrationsfähigkeit
- ✓ Das Immunsystem wird gestärkt
- ✓ Reparaturprozesse in den Zellen werden angeregt
- ✓ Erhöhter Anteil am Wachstumshormon HGH – gut für den Muskelaufbau und den Fettabbau

Darüber hinaus ist noch ein weiterer Punkt von großer Bedeutung: Es handelt sich beim Intervallfasten um eine langfristige Ernährungsumstellung und nicht um eine Diät. Dadurch ist auch in Zukunft kein Jo-Jo-Effekt zu befürchten, der bei klassischen Diäten so gut wie immer vorkommt. Es gibt beim Intervallfasten schließlich keine Verbote bei den Lebensmitteln, nur Einschränkungen in Bezug auf die Zeiten, die zum Essen gedacht sind. Das Intervallfasten ist mit jeder Ernährungsweise vereinbar und passt zum Clean Eating genau wie zur Low-Carb-Ernährung oder zur veganen und vegetarischen Lebensweise. Denn was du in deinem Essensfenster isst, ist ganz allein deine Sache und hängt nicht mit dem Fasten an sich zusammen.

Zu guter Letzt ist das Intervallfasten sehr flexibel und lässt sich an deine persönlichen Gewohnheiten und Vorlieben anpassen. Egal, ob du eher morgens oder vor allem mittags essen möchtest oder auch mal einen ganzen Tag ohne Nahrung auskommst: Es gibt die Möglichkeit, mit der gewünschten Fastenmethode direkt auf diese Vorlieben einzugehen. Deshalb eignet sich das Intervallfasten sogar für fast jeden und stellt nach einer Umgewöhnungszeit eine gesunde Ernährungsform dar.

WER SOLLTE KEIN INTERVALLFASTEN MACHEN?

Im ersten Moment wirkt es so, als könnte jeder ohne Ausnahme Intervallfasten betreiben. Oder als sollte es sogar jeder unbedingt machen, um gesund, schlank und fit zu bleiben. Dabei gibt es durchaus einige Menschen, die kein Intervallfasten machen sollten und grundsätzlich mit einer gesunden, ausgewogenen Ernährung besser beraten sind.

Wer krank ist, in der Vergangenheit mit Essstörungen zu kämpfen hatte oder Diabetiker ist, sollte kein Intervallfasten durchführen. Darüber hinaus ist diese Ernährungsform nicht für schwangere oder stillende Frauen, für Kinder oder für Teenager geeignet. Kranke Menschen nehmen eventuell nicht genug Nährstoffe zu sich und sollten eine Umstellung immer nur in Absprache mit einem Arzt durchführen. Sehr gefährlich kann das Intervallfasten zudem bei Essstörungen in der Vergangenheit sein, da dann die Fastenintervalle vielleicht zu sehr ausgedehnt werden. Zu extrem sollte die Umstellung definitiv nicht umgesetzt werden, da es sich dann sicherlich nicht mehr um eine gesunde Option handelt.

Vorsicht ist außerdem bei einem niedrigen Blutzuckerspiegel geboten. In diesem Fall können die langen Essenspausen dazu führen, dass im Blutzucker kleine Tropfen entstehen und Zittern, Herzrasen oder Müdigkeit im Anschluss zu den Symptomen gehören. Wer gesund ist beziehungsweise sich mit dem Arzt abstimmt, kann aber ohne Probleme oder Bedenken mit dem Intervallfasten beginnen. Dann geht es eigentlich nur noch darum, die klassischen Fehler bei der Umsetzung zu vermeiden und die Methode zu finden, die zum eigenen Rhythmus am besten passt.

DIE HÄUFIGSTEN FEHLER BEIM INTERVALLFASTEN

Das Intervallfasten ist theoretisch ganz einfach und gut in den Alltag integrierbar. Doch es gibt tatsächlich einige klassische Fehler, die immer wieder gemacht werden und die den Erfolg dieser Methode schnell gefährden können. Aus diesem Grund folgt nun eine Zusammenfassung der sieben klassischen Fehler, damit du diese bei der Umsetzung des Intervallfastens problemlos vermeiden kannst:

1. Die Angst vor dem Hunger

Ein wirklicher Klassiker ist die große Angst vor dem Hunger, die viele nach der Umstellung auf das Intervallfasten umtreibt. Als Folge davon sind die Portionen dann viel zu groß und es wird oft kurz vor dem Ende der Essenszeit besonders viel gegessen, um dem Hunger vorzubeugen. Die großen Portionen führen dann zu einem Völlegefühl und sorgen oft dafür, dass zu viele Kalorien aufgenommen werden – was oft zu einer Gewichtszunahme führt.

2. Falsche Lebensmittel auswählen

Wer auf das Intervallfasten umsteigt und weiterhin ungesund isst, tut seiner Gesundheit nicht so viel Gutes, wie er hofft. Außerdem gibt es beim Fasten sogenannte richtige und falsche Lebensmittel. Speisen aus Weißmehl sorgen zum Beispiel dafür, dass du dich erst extrem satt fühlst und dann einige Stunden später großen Hunger bekommst. Für Zucker, viele Fertigprodukte und Süßstoffe gilt das Gleiche. Greife zu Vollkornprodukten, Eiweiß, Obst, Gemüse und gesunden Fetten wie Öl, Avocados oder Nüssen. Damit bist du lange satt und schaffst die Fastenphase ohne Probleme.

3. Die Trinkmenge unterschätzen

Wer zu wenig trinkt, macht sich das Fasten unnötig schwer und hilft dem Körper außerdem nicht dabei, seine wichtigen Reparaturprozesse in den Zellen durchzuführen. Achte daher darauf, genug zu trinken und mindestens 1,5 Liter täglich zu dir zu nehmen – gern auch mehr. In der Fastenphase hilft das Trinken übrigens zudem gegen den Hunger.

4. Eine falsche Methode wählen

Jeder Mensch hat einen anderen Rhythmus und dazu passende Gewohnheiten. Viele Frühaufsteher lieben ihr Frühstück und sind abends vielleicht etwas ruhiger. Wer morgens kein Frühstück mag und abends aktiver ist, legt wohl eher Wert auf das Mittag- und Abendessen. Das bedeutet zugleich, dass die Wahl der falschen Methode beim Intervallfasten dazu führen kann, dass du das Fasten nicht wie gehofft durchhältst. Schaue dir daher alle Möglichkeiten an und entscheide dich für die Option, die am besten zu dir und zu deinen Gewohnheiten passt.

5. Kalorien in der Fastenzeit zu sich nehmen

In der Fastenzeit ist es essenziell, dass du wirklich auf Kalorien verzichtest. Süße Getränke, Zucker oder Milch im Kaffee und Ähnliches sollten nicht vorkommen, da du damit das Fasten brichst. Dieser Fehler ist oft zu beobachten und widerspricht dem Grundgedanken des Fastens.

6. Kurzfristige Umsetzung und sehr hohe Erwartungen

In einer Woche fünf Kilo abnehmen und nach einem Monat fit und schlank zu sein sowie voller Energie und Konzentration zu leben – das klingt unrealistisch? Ist es auch, da es sich hierbei um zu hohe Erwartungen handelt, die oft mit der Ernährungsumstellung einhergehen. Ein anderer Fehler ist des Weiteren, das Intervallfasten nur als kurzfristige Lösung anzusehen. Denn im besten Fall schaffst du es langfristig, deine Gewohnheiten zu verändern.

7. Mit dem Fasten übertreiben

Es kann schnell passieren, dass die Fastenzeiten übertrieben werden und viel länger dauern, als es eigentlich vorgesehen war. Wenn du beispielsweise das Fasten um 11 Uhr morgens beenden willst und dann erst nachmittags um 16 Uhr isst, übertreibst du es schnell. Das ist dann wiederum nicht gesund.

DIE UNTERSCHIEDLICHEN ARTEN DES INTERVALLFASTENS

Wie zuvor schon erwähnt, gibt es verschiedene Arten beziehungsweise Methoden beim Intervallfasten. Diese lernst du jetzt anhand von Beispielen in Bezug auf die Umsetzung kennen, damit du dich im Anschluss einfacher für deine perfekte Methode entscheiden kannst.

16:8-DIÄT: FASTE 16 STUNDEN AM TAG

Die wohl beliebteste Form des Intervallfastens ist die 16:8-Diät, bei der du 16 Stunden täglich nichts isst. Das Essensfenster dauert 8 Stunden, wodurch es besonders leicht ist, diese Methode in den Alltag zu integrieren. Die Methode ist also nicht umsonst so beliebt, denn es fällt leicht, den Tag passend zu organisieren und eine Mahlzeit weniger am Tag zu essen. Wichtig ist nur, die Zeiten zum Essen und zum Fasten so zu legen, dass der eigene Rhythmus damit gut zurechtkommt.

Ein Beispiel für einen Fastentag nach der 16:8-Methode zeigt, worauf es ankommt:

Das Essensfenster wurde von 12 Uhr mittags bis 20 Uhr abends gelegt – das sind 8 Stunden. Vor 12 Uhr mittags und nach 8 Uhr abends werden nur Wasser und ungesüßter Tee getrunken. Schwarzer Kaffee am Morgen ist ebenfalls möglich. Um 12 Uhr mittags isst du wahlweise dein Frühstück oder direkt dein Mittagessen und isst dann noch einmal abends, vielleicht gegen 19 Uhr. Ein Snack zwischen den beiden Mahlzeiten ist ebenfalls erlaubt. Entscheidend ist aber, dass du nicht in der Essensphase ständig am Essen bist. Diese Gefahr besteht vor allem in den ersten Tagen direkt nach der Umstellung.

Du kommst ohne dein Frühstück nicht zurecht und legst keinen großen Wert auf das Abendessen? Dann könntest du zum Beispiel die Essenszeiten von 8 Uhr morgens bis 16 Uhr legen. Oder noch etwas früher anfangen und wiederum früher mit dem Fasten beginnen. Diese Beispiele sollen zeigen, dass es wirklich einfach ist, diese Methode des Intervallfastens in den Alltag unterzubringen. Wichtig ist eigentlich nur, dass du dich selbst und deinen Körper kennst und ausprobierst, welche

Mahlzeit dir nicht ganz so wichtig ist. Dadurch fällt es definitiv leichter durchzuhalten und die Fastenzeiten einzuhalten.

Eine mögliche Unterform der 16:8-Diät ist die 14:10-Diät, bei der die Gewichtung von Essens- und Fastenzeiten ein wenig anders ausfällt. In diesem Fall fastest du 14 Stunden täglich und kannst 10 Stunden am Tag essen. Dadurch ist der Spielraum ein wenig größer und du hast die Möglichkeit, beispielsweise von 10 Uhr morgens bis 20 Uhr abends zu essen. Der gesundheitliche Effekt ist ebenfalls sehr gut und überzeugend. Wenn du mit dem Intervallfasten beginnst, kannst du also erst einmal mit 14:10 beginnen und dich dann langsam auf 16:8 steigern.

Bei der Wahl der Lebensmittel ist, wie gesagt, grundsätzlich alles erlaubt und es gibt in der Essenszeit keine wirklichen Verbote. Allerdings ist es leicht möglich, auch mit nur zwei Mahlzeiten zu viel oder ungesund zu essen. Darüber hinaus spielt die Auswahl der Nahrungsmittel eine Rolle, wenn es darum geht, wie gut das Fasten durchgehalten wird. Gerade Weißmehlprodukte, Zucker und Lebensmittel wie Nudeln, weißer Reis oder Weißbrot machen das Durchhalten extrem schwer, da sie den Insulinspiegel durcheinanderbringen. Vollkornprodukte sind daher besser geeignet und sorgen für eine längere Sättigung, die in der Fastenphase sehr hilfreich ist.

5:2-DIÄT: FASTE ZWEI TAGE PRO WOCHE

Sehr beliebt ist beim Intervallfasten ebenso die 5:2-Diät. Bei dieser Variante wird an zwei Tagen in der Woche gefastet, um den Körper zu entlasten. An den anderen Tagen ist normales Essen erlaubt, wobei aber nicht übertrieben werden sollte. Das Schöne an dieser Variante ist sicherlich die Flexibilität, da du dich nur an zwei Tagen in der Woche richtig einschränken musst.

Schauen wir uns einmal die zwei Fastentage im praktischen Beispiel an:

An den beiden Fastentagen sagen wir immer am Montag und am Donnerstag, sind maximal 500 Kalorien für Frauen und 600 für Männer erlaubt. Es ist natürlich genauso möglich, weniger zu essen oder sogar ganz darauf zu verzichten. Im klassischen Fall sind aber diese 500 oder 600 Kalorien vorgesehen und der Verzehr von Kohlenhydraten, Zucker etc. ist nicht erlaubt. Vielmehr nimmst du Gemüse, Proteine und sehr wenig Fett zu dir, damit der Körper entlastet wird und die wichtigen Reparaturprozesse in Gang bringen kann.

Du hast die Wahl, ob du deine täglichen Kalorien auf zwei Mahlzeiten aufteilst oder sie mit einer einzigen Mahlzeit zu dir nimmst. Erlaubt sind Beeren, da diese sehr wenig Kohlenhydrate enthalten, sowie kohlenhydratarmes Gemüse wie zum Beispiel Tomaten, Salat, Pilze, Paprika, Zucchini und Blumenkohl. Dazu kommen noch kleine Fettportionen sowie die Eiweißportionen. Zwei Teelöffel Öl können hier am Tag verwendet werden – beispielsweise zum Anbraten von Gemüse, Eiern oder Fleisch. Bezüglich der Eiweißquellen sind im Normalfall zwei Portionen täglich vorgesehen, wobei eine dieser beiden Portionen aus zwei Eiern, 125 Gramm körnigem Frischkäse, Tofu, Hähnchen oder magerem Fisch besteht.

Wenn du an deinen Fastentagen zwei Mahlzeiten essen möchtest, könntest du bei der ersten Mahlzeit zum Beispiel ein Omelett aus zwei Eiern mit einem Teelöffel Öl anbraten und 125 Gramm Beeren deiner Wahl dazu essen. Bei der zweiten Mahlzeit könntest du dir 125 Gramm Hähnchenbrustfilet zusammen mit 250 Gramm Gemüse wie Pilzen, Tomaten, Paprika oder Brokkoli mit einem Teelöffel Öl anbraten. Zusammen mit viel Flüssigkeit hättest du damit einen Fastentag, bei dem du rund 500 Kalorien zu dir nimmst.

Durch die Aussicht auf ein schönes Frühstück am nächsten Morgen fällt ein solcher Fastentag wirklich nicht so schwer. Das Hungergefühl wird mit jedem Fastentag weniger, den du überstanden hast, und ein solcher Tag wirkt sich ganz klar positiv auf deinen Körper und sogar dein Selbstbewusstsein aus.

20:4-DIÄT: FASTE 20 STUNDEN AM TAG

Die strengere Form der 16:8-Methode ist die 20:4-Diät. In diesem Fall ist das Essensfenster nur 4 Stunden lang und du fastest 20 Stunden am Tag. Diese Variante eignet sich für alle, die zeitlich besonders flexibel bleiben möchten und lieber in einem kurzen täglichen Zeitfenster alle Mahlzeiten zu sich nehmen wollen. Wenn du abnehmen möchtest, wirst du gerade am Anfang mit dieser Methode schnelle Ergebnisse erzielen und solltest nur darauf achten, nicht zu wenig zu essen. Dennoch sollten auch in den 4 Stunden zwei Mahlzeiten eingeplant werden – natürlich kann hier eine Mahlzeit kleiner ausfallen als die andere.

Ein kleines Beispiel zeigt dir, wie ein Tag mit dieser Methode gestaltet werden kann:

Einmal angenommen, du brichst das Fasten immer um 11 Uhr morgens. Dann nimmst du um 11 Uhr entweder eine große Mahlzeit oder eher einen größeren Snack wie vielleicht ein kleines Frühstück zu dir. Die Essensphase von 4 Stunden endet bei diesem Modell um 15 Uhr nachmittags. Bis 15 Uhr könntest du dir ein Mittagessen gönnen und fastest dann wieder bis zum nächsten Morgen um 11 Uhr. Gerade nach dem Einstieg in das Intervallfasten mit der 16:8-Methode fällt diese Option nach einigen Wochen leichter und eignet sich vielleicht nicht direkt für Einsteiger.

Ganz wichtig ist bei dieser Methode das Auswählen von Gerichten, die lange sättigen und voll mit gesunden Nährstoffen sind, damit du keinen Hunger in der Fastenphase hast. In der Challenge in diesem Buch findest du viele leckere Gerichte, die sich sehr gut dafür eignen und dir dabei helfen, weniger Hunger zu haben. In der Fastenphase solltest du unbedingt darauf achten, genug zu trinken.

10IN2-DIÄT: FASTE JEDEN ZWEITEN TAG

Eine sehr strenge Form des Intervallfastens ist die 10in2-Diät, bei der nach einem Tag des normalen Essens immer ein kompletter Fastentag folgt. Das bedeutet im Klartext, dass du innerhalb von 24 Stunden essen kannst und dann 24 Stunden lang fastest. An den Fastentagen nimmst du nur Wasser, schwarzen Kaffee und ungesüßte Tees zu dir. Der Vorteil bei dieser Methode ist, dass sich dein Hungergefühl reduzieren wird und sogar der Geschmack des Essens nach den Fastentagen intensiver ist. Außerdem fällt es leichter, einen solchen Fastentag durchzuhalten, wenn du am nächsten Tag wieder normal essen darfst. Einfach durchzuhalten ist diese Methode aber nicht, da es schon anstrengend ist, ganze Tage nichts zu essen.

Eine Unterform der 10in2-Diät ist die 24-Stunden-Diät, bei der 24 Stunden am Stück gefastet wird. Die Vorgehensweise ist somit die gleiche wie bei der 10in2-Diät, jedoch ohne dass die Fastentage jeden zweiten Tag durchgeführt werden. Meist werden zwei Tage oder auch mal drei Tage in der Woche zum Fasten genutzt und an den restlichen Wochentagen ist normales Essen möglich. Sicherlich ist diese Unterform ein wenig leichter als die 10-in2-Diät durchzuhalten. Doch auch hierbei geht es darum, volle 24 Stunden am Stück nichts zu essen.

CHECKLISTE: WELCHE FASTENMETHODE IST FÜR DICH GEEIGNET?

Nach der Vorstellung der einzelnen Methoden hast du dir vielleicht schon überlegt, welche Methode sich für dich und für dein Leben eignen könnte. An dieser Stelle findest du noch weitere Ideen für die Auswahl der geeigneten Methode, die sich sehr gut in deinen Alltag integrieren lässt. Wir unterscheiden zwischen dem stundenweisen und dem tageweisen Fasten. Überlege dir, bei welcher der beiden Liste mehr Punkte auf dich zutreffen, und dann hast du schon eine gute Vorstellung von den Methoden, die besser zu dir passen als andere. Im Anschluss geht es nur noch darum, die besten Zeitfenster für das Essen und das Fasten zu finden.

Stundenweises Fasten ist perfekt für dich, wenn:

- ✓ Essen für dich grundsätzlich sehr wichtig ist
- ✓ Du dringend ein Frühstück, ein Mittagessen oder ein Abendessen brauchst
- ✓ Eine tägliche Mahlzeit besonders wichtig für dich ist
- ✓ Du zu den Stressessern gehörst oder gern zwischendurch snackst
- ✓ Es dir schwerfällt, einen Tag weniger oder gar nichts zu essen
- ✓ Du vielleicht einige Kilos verlieren möchtest
- ✓ Du nicht auf den Genuss von gutem Essen verzichten willst
- ✓ Du grundsätzlich Probleme beim Durchhalten einer Diät oder einer Ernährungsumstellung hast

Tageweises Fasten ist perfekt für dich, wenn:

- ✓ Du sehr entschlossen bist und einen starken Willen hast
- ✓ Du teilweise am Abend bemerkst, dass du tagsüber kaum etwas gegessen hast
- ✓ Du nur ganz selten Heißhunger hast
- ✓ Du in deinem Beruf nicht so sehr ausgelastet bist
- ✓ Du abnehmen möchtest und dafür auch bereit bist, größere Veränderungen umzusetzen
- ✓ Du sehr motiviert bist und einen klaren Schritt machen willst, der schnelle und überzeugende Ergebnisse bringt

Nach der Entscheidung für eine der beiden Varianten brauchst du dir nur noch zu überlegen, welche Methode die richtige ist. Beim stundenweisen Fasten kannst du mit 16:8, 14:10 oder 20:4 beginnen – je nachdem, wie streng du die Fastenfenster ausweiten möchtest. Wenn du ganze Tage fasten möchtest, dann sind die 5:2-, die 10in2- oder die 24-Stunden-Diät ideal für dich. Auch hier hängt die Entscheidung für eine Methode davon ab, wie streng du das Intervallfasten durchführen möchtest.

DIE VIER-WOCHEN-CHALLENGE

Nachfolgend findest du die große Vier-Wochen-Challenge, die dir dabei hilft, mit dem Intervallfasten zu beginnen. Gedacht ist die Challenge für alle, die mit der 16:8- oder 14:10-Methode sowie mit der 20:4-Methode anfangen wollen.

Wichtig ist noch der Hinweis, dass die Einnahme von zwei von drei Mahlzeiten am Tag das Ziel sein soll. Es gibt für jeden Tag drei Rezeptvorschläge, damit es für jedes Zeitfenster passende Mahlzeiten gibt.

Schließlich möchte nicht jeder um 12 Uhr mittags noch frühstücken und andere wiederum lieben aber vielleicht um 10 Uhr morgens ein gesundes, knackiges Frühstück. Ergänze bitte gerne die beiden Mahlzeiten durch einen Snack, wenn gewünscht.

Ohne einen Snack würdest du sehr wenige Kalorien zu dir nehmen, was nicht empfehlenswert ist. Eine Beilage oder ein Snack zusätzlich zu den beiden täglichen Mahlzeiten führen dazu, dass du satt bleibst und dich vor allem ausgewogen ernährst.

WOCHE 1: DER START IN DAS INTERVALLFASTEN

Tag 1:

FRUCHTIGE OVERNIGHT OATS

Zubereitungszeit: 10 Minuten (+ Ziehzeit)

Zutaten für 1 Person:

- ✓ 1 EL Haferflocken
- ✓ 1 EL Reisflocken
- ✓ 1,5 EL Amaranth, gepufft
- ✓ 100 Gramm Naturjoghurt
- ✓ 100 ML Wasser
- ✓ 1 Banane
- ✓ 1 Granatapfel
- ✓ 1 EL Mandelblättchen

Zubereitung:

1. Verrühre in einer Schüssel die Hafer- und Reisflocken sowie den Amaranth mit dem Wasser. Presse dann die Hälfte des Granatapfels aus und verrühre den Saft mit dem Joghurt.
2. Getreidemasse in ein Glas füllen, Joghurt gleichmäßig auf der Masse verteilen und die Oats über Nacht im Kühlschrank in den Kühlschrank stellen.
3. Banane in Scheiben schneiden, die andere Granatapfelhälfte entkernen und beides zusammen mit den Mandelblättchen in das Glas geben – umrühren und genießen.

Nährwerte: Kalorien: 460; Kohlenhydrate: 65 Gramm; Fett: 13 Gramm; Eiweiß: 8 Gramm

ZIEGENKÄSE-RISOTTO

Zubereitungszeit: 45 Minuten

Zutaten für 1 Person:

- ✓ 75 Gramm Risottoreis
- ✓ 180 ML Gemüsebrühe
- ✓ 50 ML Weißwein
- ✓ 1 Schalotte, fein gewürfelt
- ✓ 25 Gramm Bärlauch, gehackt
- ✓ 40 Gramm Erbsen, TK
- ✓ 30 Gramm Ziegenkäse
- ✓ 15 Gramm Parmesan, gerieben
- ✓ 1 TL Honig
- ✓ 15 Gramm Pinienkerne
- ✓ 1 TL Olivenöl
- ✓ Salz, Pfeffer, etwas Zitronensaft

Zubereitung:

1. Erhitze das Öl in einem Topf und brate die Schalotte für 2 Minuten darin an.
2. Gebe den Reis dazu, lasse ihn für 2 Minuten braten und rühre dann den Weißwein unter.
3. Sobald der Wein aufgesogen wurde, kommt die Gemüsebrühe dazu. Für 30 Minuten garen lassen.
4. Erbsen unterrühren, das Risotto weitere 10 Minuten garen lassen und dann Parmesan, Salz, Pfeffer, Bärlauch und Zitronensaft dazugeben.

5. Träufle den Honig über den Ziegenkäse und lasse diesen für 5 Minuten bei 200 Grad im vorgeheizten Backofen karamellisieren.
6. Risotto mit Ziegenkäse und Pinienkernen als Topping servieren.

Nährwerte: Kalorien: 581; Kohlenhydrate: 70 Gramm; Fett: 20 Gramm; Eiweiß: 20 Gramm

QUINOA-SALAT MIT FETA

Zubereitungszeit: 20 Minuten

Zutaten für 1 Person:

- ✓ 50 Gramm Quinoa
- ✓ 50 Gramm Blumenkohl, gerieben
- ✓ 40 Gramm Feta, zerbröselt
- ✓ ¼ Granatapfel, entkernt
- ✓ 20 Gramm Pistazien, geröstet und gesalzen, gehackt
- ✓ 1 EL Zitronensaft
- ✓ 1 EL Olivenöl
- ✓ 1 TL Agavendicksaft
- ✓ 1 EL Apfelessig
- ✓ Petersilie und Koriander nach Geschmack, gehackt
- ✓ Salz, Pfeffer, 1 Prise Zucker

Zubereitung:

1. Zuerst Quinoa in einem feinen Sieb gründlich mit Wasser abspülen und danach nach Packungsanleitung garen.
2. Geraspelten Blumenkohl im nächsten Schritt mit Salz, Pfeffer, 1 Prise Zucker und dem Zitronensaft in einer großen Schüssel vermischen.

3. Quinoa, Feta, Granatapfel, Kräuter und Pistazien ebenfalls unterheben.
4. Verrühre Öl, Agavendicksaft, Salz, Pfeffer und Essig zu einem Dressing, vermische dieses mit dem Salat und serviere ihn im Anschluss.

Nährwerte: Kalorien: 551; Kohlenhydrate: 43 Gramm; Fett: 31 Gramm; Eiweiß: 17 Gramm

Tag 2:

REIN PFLANZLICHE PROTEIN-BOWL

Zubereitungszeit: 15 Minuten

Zutaten für 1 Person:

- ✓ 2 kleine Bananen, über Nacht in Scheiben einfrieren
- ✓ 20 Gramm Haselnüsse, fettfrei geröstet
- ✓ 15 Gramm Zartbitterschokolade
- ✓ 25 Gramm veganes Proteinpulver
- ✓ 125 ML ungesüßte Mandelmilch
- ✓ 1 TL Ahornsirup nach Wunsch

Zubereitung:

1. Hacke die gerösteten Nüsse und schmelze die Schokolade im Wasserbad.
2. Bananen, Proteinpulver und Mandelmilch pürieren und nach Wunsch etwas Ahornsirup dazugeben.
3. Gebe diesen Smoothie in eine Schüssel und verteile gehackte Nüsse darüber. Mit der flüssigen Schokolade toppen.

Nährwerte: Kalorien: 465; Kohlenhydrate: 47 Gramm; Fett: 19 Gramm; Eiweiß: 24 Gramm

ROTE-LINSEN-DAL

Zubereitungszeit: 20 Minuten

Zutaten für 1 Person:

- ✓ 45 Gramm rote Linsen
- ✓ 100 ML Kokosmilch
- ✓ ¼ Dose Tomaten, stückig
- ✓ 1 Zwiebel, gehackt
- ✓ 1 Knoblauchzehe, gehackt
- ✓ 1 cm Ingwer, fein gerieben
- ✓ 1 TL Sojasoße
- ✓ 1 TL Zitronensaft
- ✓ 1 TL Kokosöl
- ✓ Salz, Currypulver, Paprikapulver

Zubereitung:

1. Dünste die Zwiebel in einem Topf in dem Kokosöl glasig an und gebe dann Ingwer, Knoblauch und die Gewürze dazu.
2. Scharf anbraten und dann Kokosmilch, stückige Tomaten und Linsen dazugeben.
3. Aufkochen lassen und dann für 15 Minuten köcheln lassen. Abschmeckenund servieren.

Nährwerte: Kalorien: 475; Kohlenhydrate: 33 Gramm; Fett: 30 Gramm; Eiweiß: 14 Gramm

EXOTISCHER KARTOFFELSALAT

Zubereitungszeit: 30 Minuten

Zutaten für 1 Person:

- ✓ 100 Gramm junge Kartoffeln
- ✓ 40 Gramm Kirschtomaten, halbiert
- ✓ 50 Gramm Kichererbsen
- ✓ 10 Gramm schwarze Oliven, gehackt
- ✓ 1 TL Olivenöl
- ✓ ¼ rote Zwiebel, in Streifen
- ✓ ½ Knoblauchzehe, gehackt
- ✓ Saft und Schale von ¼ Bio-Zitrone
- ✓ Senf
- ✓ Honig
- ✓ Petersilie
- ✓ Salz, Pfeffer

Zubereitung:

1. Schrubbe die Kartoffeln gründlich und gare sie dann ungeschält für 20 Minuten in Salzwasser.
2. Verrühre Öl, Zitronensaft und -schale, Salz, Pfeffer, Senf, Honig und etwas Petersilie zu einem Dressing.
3. Schneide dann die Kartoffeln in Stücke und gebe sie zusammen mit allen anderen Zutaten in eine Schüssel. Dressing daruntermischen, den Salat für einige Minuten ziehen lassen und im Anschluss servieren.

Nährwerte: Kalorien: 360; Kohlenhydrate: 43 Gramm; Fett: 17 Gramm; Eiweiß: 8 Gramm

Tag 3:

VOLLKORNBROT MIT RÄUCHERLACHS

Zubereitungszeit: 15 Minuten

Zutaten für 1 Person:

- ✓ 1 Scheibe Vollkornbrot
- ✓ 50 Gramm Räucherlachs
- ✓ 1 halbe Avocado
- ✓ 50 Gramm Frischkäse (30 % Fettgehalt)
- ✓ 1 Frühlingszwiebel, in Ringen
- ✓ 5 Gramm gemischte Kräuter nach Geschmack, gehackt
- ✓ 1 Radieschen, in Scheiben
- ✓ 10 Gramm Sprossen
- ✓ 1 Stück Gurke, in Scheiben, ¼ Kästchen Kresse
- ✓ Salz, Pfeffer

Zubereitung:

1. Zerdrücke die Avocado mit einer Gabel und verrühre sie mit Frischkäse, Kräutern, der Frühlingszwiebel, Salz und Pfeffer.
2. Das Brot mit der Avocadomischung bestreichen, Lachs, Sprossen, Radieschen, Gurke und Kresse darüber geben und servieren.

Nährwerte: Kalorien: 400; Kohlenhydrate: 27 Gramm; Fett: 22 Gramm; Eiweiß: 22 Gramm

NUDEL-FRITTATA

Zubereitungszeit: 30 Minuten

Zutaten für 1 Person:

- ✓ 30 Gramm Vollkornspaghetti
- ✓ 50 Gramm Erbsen, TK
- ✓ 25 Gramm Schafskäse, gewürfelt
- ✓ 2 Eier
- ✓ 1 Zwiebel, gehackt
- ✓ 1 Knoblauchzehe, gehackt
- ✓ 1 TL Olivenöl
- ✓ Salz, schwarzer Pfeffer, Minze nach Geschmack

Zubereitung:

1. Koche zunächst die Nudeln nach der Packungsanleitung bissfest.
2. Dünste Knoblauch und Zwiebeln im Öl in einer ofenfesten Pfanne an und gebe dann die Nudeln dazu, die ebenfalls mitgebraten werden.
3. Gebe die Erbsen dazu und schmecke alles mit Salz und Pfeffer ab.
4. Verquirle die Eier in einer Schüssel und gebe diese mit in die Pfanne.
5. Backofen auf 180 Grad vorheizen, Käse und Minze über die Frittata streuen und diese für 10 Minuten im Backofen stocken lassen, bevor sie serviert wird.

Nährwerte: Kalorien: 409; Kohlenhydrate: 28 Gramm; Fett: 22 Gramm; Eiweiß: 25 Gramm

SÄTTIGENDE LINSENSUPPE

Zubereitungszeit: 25 Minuten

Zutaten für 1 Person:

- ✓ 100 Gramm rote Linsen
- ✓ 1 rote Paprika, gewürfelt
- ✓ 1 Zwiebel, gewürfelt
- ✓ ½ Chilischote, gehackt
- ✓ ½ Frühlingszwiebel, in Scheiben
- ✓ 100 ML Kokosmilch
- ✓ 75 ML Gemüsebrühe
- ✓ Saft von ¼ Zitrone
- ✓ 1 TL Ingwer, gerieben
- ✓ ½ Bund Estragon, gehackt
- ✓ 1 EL Öl
- ✓ Salz, Pfeffer, Paprikapulver, Curry

Zubereitung:

1. Dünste Zwiebeln, Ingwer und Chili in einem Topf in der Hälfte des Öls an.
2. Gebe nun die Linsen, Paprika, Gemüsebrühe und Kokosmilch dazu und lasse alles für 15 Minuten köcheln.
3. Sobald die Linsen zerfallen, kannst du die Suppe pürieren und mit Zitronensaft, Salz, Pfeffer und Curry würzen.
4. Die Frühlingszwiebel im übrigen Öl anbraten und mit Estragon sowie etwas Paprikapulver als Topping mit der Suppe servieren.

Nährwerte: Kalorien: 650; Kohlenhydrate: 65 Gramm; Fett: 30 Gramm; Eiweiß: 31 Gramm

Tag 4:

PILZ-KÄSE-OMELETT

Zubereitungszeit: 25 Minuten

Zutaten für 1 Person:

- ✓ 80 Gramm Champignons, in Scheiben
- ✓ 25 Gramm Cheddar
- ✓ 1 Schalotte, gehackt
- ✓ 2 Eier
- ✓ 2 EL Milch
- ✓ 1 EL Öl
- ✓ Etwas frischer Kerbel, gehackt
- ✓ Salz, Pfeffer, Kurkuma

Zubereitung:

1. Die Schalotte zusammen mit den Pilzen in der Hälfte des Öls für 3 Minuten in einer Pfanne anbraten. Salzen, pfeffern und erst einmal beiseitestellen.
2. Eier mit Milch verquirlen, Salz, Pfeffer und Kurkuma hinzugeben und in dem restlichen Öl in einer Pfanne anbraten.
3. Die Pilzmischung darauf verteilen und den Cheddar in Stücken darüber geben. Von beiden Seiten leicht bräunen lassen.
4. Mit Kerbel servieren.

Nährwerte: Kalorien: 360; Kohlenhydrate: 3 Gramm; Fett: 28 Gramm; Eiweiß: 22 Gramm

LACHS AUF BUNTEM GEMÜSE

Zubereitungszeit: 25 Minuten

Zutaten für 1 Person:

- ✓ 1 Lachsfilet à 125 Gramm
- ✓ 1 Fenchelknolle, in Streifen
- ✓ 1 Tomate, gewürfelt
- ✓ 1 rote Zwiebel, in Streifen
- ✓ 2 EL Olivenöl
- ✓ 15 Gramm Walnüsse, gehackt
- ✓ 2 Zweige Thymian
- ✓ Kräuter der Provence
- ✓ Salz, Pfeffer, Cayennepfeffer

Zubereitung:

1. Erhitze 1 EL des Öls in einer Pfanne und dünste darin die Zwiebel und die Fenchelknolle für 5 Minuten an.
2. Tomaten und Nüsse dazugeben, für weitere 5 Minuten dünsten lassen, bevor 1 EL Wasser dazukommt.
3. Noch einmal für 5 Minuten köcheln lassen. Danach mit Salz, Pfeffer, Cayennepfeffer und Thymian würzen.
4. Brate während der Garzeit des Gemüses den Lachs von beiden Seiten in dem restlichen Öl für jeweils 3 Minuten an.
5. Mit Kräutern und Gewürzen verfeinern und dann den Lachs auf dem Gemüse servieren.

Nährwerte: Kalorien: 560; Kohlenhydrate: 11 Gramm; Fett: 44 Gramm; Eiweiß: 32 Gramm

BUNTER GEMÜSEAUFLAUF

Zubereitungszeit: 45 Minuten

Zutaten für 1 Person:

- ✓ 2 kleine Zucchini, gewürfelt
- ✓ 1 Möhre, gewürfelt
- ✓ 5 Tomaten, gewürfelt
- ✓ 1 Zwiebel, gehackt
- ✓ 1 Knoblauchzehe, gehackt
- ✓ 1 TL Öl
- ✓ 50 ML Gemüsebrühe
- ✓ 1,5 EL Dinkelmehl
- ✓ 15 Gramm Semmelbrösel
- ✓ 50 Gramm Parmesan, gerieben
- ✓ Salz, Pfeffer, Paprikapulver, Thymian

Zubereitung:

1. Dünste die Zwiebel sowie den Knoblauch in 1 TL Öl in einem Topf glasig an.
2. Gebe dann die Möhre dazu und die Gemüsebrühe dazu und lasse alles für 3 Minuten dünsten, bis die Tomaten und alle Gewürze dazukommen.
3. Das Gemüse für 10 Minuten bei mittlerer Temperatur garen.
4. Salze die Zucchiniwürfel, wälze sie im Dinkelmehl und brate sie dann in einer Pfanne im restlichen Öl rundum an, bis die Würfel hellbraun sind.
5. Heize den Backofen auf 200 Grad vor und schichte das Gemüse abwechselnd mit den Zucchini in eine Auflaufform.

6. Käse und Semmelbrösel gleichmäßig über das Gemüse streuen und den Auflauf für 20 Minuten im Backofen garen.

Nährwerte: Kalorien: 500; Kohlenhydrate: 41 Gramm; Fett: 24 Gramm; Eiweiß: 22 Gramm

Tag 5:

PROTEIN-PANCAKES MIT BEEREN

Zubereitungszeit: 10 Minuten

Zutaten für 1 Person:

- ✓ 50 Gramm Beeren, aufgetaut
- ✓ 30 Gramm Kokosmehl
- ✓ 20 Gramm Sojaflocken
- ✓ 100 ML ungesüßte Mandelmilch
- ✓ 2 Eier
- ✓ 1 Messerspitze Backpulver
- ✓ 1 EL Rapsöl
- ✓ 1 EL Ahornsirup

Zubereitung:

1. Verrühre in einer Schüssel erst das Mehl mit Backpulver und Mandelmilch, bevor du die Sojaflocken und Eier unterrührst.
2. Teig für 5 Minuten quellen lassen, dann das Öl in einer Pfanne erhitzen.
3. Backe mehrere kleine Pfannkuchen aus dem Teig und serviere sie mit Beeren und etwas Ahornsirup.

Nährwerte: Kalorien: 395; Kohlenhydrate: 20 Gramm; Fett: 22 Gramm; Eiweiß: 27 Gramm

BUNTE BOWL MIT VOLLKORNREIS

Zubereitungszeit: 45 Minuten

Zutaten für 1 Person:

- ✓ 40 Gramm Vollkornreis
- ✓ 60 Gramm Tofu, gewürfelt
- ✓ ¼ Avocado, gewürfelt, 25 ML Gemüsebrühe
- ✓ 75 Gramm Möhren, in Stiften
- ✓ 1 Handvoll Babyspinat
- ✓ 50 Gramm Blaubeeren
- ✓ 15 Gramm Erdnussmus
- ✓ 10 Gramm Kokoscreme
- ✓ 1 EL Limettensaft
- ✓ 1 TL Erdnussöl
- ✓ 20 Gramm Erdnüsse, fettfrei geröstet
- ✓ Sojasoße, Salz, Pfeffer, etwas Kokosblütenzucker

Zubereitung:

1. Gare den Reis nach Packungsanleitung und gebe die Gemüsebrühe mit der Kokoscreme in einen Topf. Aufkochen lassen, Erdnussmus, Limettensaft, Gewürze, Sojasoße und eine Prise Kokosblütenzucker dazugeben. Die so entstandene Soße abkühlen lassen.
2. Brate dann den Tofu rundum goldgelb in dem Öl an. Richte in einer Schale den Reis mit Tofu, Möhren, Avocado, Spinat und Blaubeeren sowie den gerösteten Erdnüssen an. Serviere die Bowl mit der Soße.

Nährwerte: Kalorien: 618; Kohlenhydrate: 45 Gramm; Fett: 37 Gramm; Eiweiß: 26 Gramm

SCHNELLER SÜSSKARTOFFELSALAT

Zubereitungszeit: 20 Minuten

Zutaten für 1 Person:

- ✓ 150 Gramm Aubergine, gewürfelt
- ✓ 200 Gramm Süßkartoffeln, gewürfelt
- ✓ 75 Gramm Paprika, gewürfelt
- ✓ 1 Handvoll Feldsalat
- ✓ 1 Zwiebel, gehackt
- ✓ 1 Knoblauchzehe, gehackt
- ✓ 1 TL Gemüsebrühe
- ✓ 1 EL Sesamöl
- ✓ 1 EL Limettensaft
- ✓ 2 EL Sesam
- ✓ 5 Gramm Ingwer, gerieben
- ✓ Koriander und Kreuzkümmel nach Geschmack
- ✓ Salz, Pfeffer, Cayennepfeffer, Chiliflocken

Zubereitung:

1. Erhitze die Hälfte des Sesamöls in einer Pfanne und brate darin die Zwiebel und den Knoblauch an.
2. Aubergine und Süßkartoffel dazugeben, für 7 Minuten anbraten, Koriander sowie Kreuzkümmel hinzugeben und dann noch einmal für 8 Minuten dünsten lassen.
3. Mit Salz und beiden Pfeffersorten würzen, aus der Pfanne nehmen und mit Paprika, Feldsalat und Ingwer in einer Schüssel vermischen.
4. Stell zum Abschluss aus Limettensaft, Brühe, Sesam, dem übrigen Öl und den Gewürzen ein Dressing her und vermische

dieses mit dem Salat. Lasse den Salat kurz ziehen und serviere ihn dann.

Nährwerte: Kalorien: 451; Kohlenhydrate: 62 Gramm; Fett: 17 Gramm; Eiweiß: 9 Gramm

Tag 6:

GEFÜLLTE AVOCADO MIT HÜTTENKÄSE

Zubereitungszeit: 10 Minuten

Zutaten für 1 Person:

- ✓ 1 Scheibe Vollkornbrot
- ✓ 1 Avocado
- ✓ 75 Gramm Hüttenkäse
- ✓ 10 Gramm Sprossen
- ✓ Saft von ¼ Zitrone
- ✓ Salz, Pfeffer

Zubereitung:

1. Avocado halbieren, Stein entfernen, mit Zitronensaft beträufeln und mit Hüttenkäse füllen.
2. Sprossen darüber streuen, salzen und pfeffern. Zusammen mit dem Vollkornbrot servieren.

Nährwerte: Kalorien: 437; Kohlenhydrate: 28 Gramm; Fett: 28 Gramm; Eiweiß: 17 Gramm

VOLLKORNNUDELN MIT KRÄUTERSOSSE

Zubereitungszeit: 35 Minuten

Zutaten für 1 Person:

- ✓ 85 Gramm Vollkornnudeln
- ✓ 100 Gramm Zucchini, gewürfelt
- ✓ 75 Gramm Lauch, gewürfelt
- ✓ 50 Gramm Möhre, gewürfelt
- ✓ 1 Schalotte, gehackt
- ✓ ½ Bund Schnittlauch, in Röllchen
- ✓ 25 ML Gemüsebrühe
- ✓ 85 ML Sojacreme
- ✓ 1 TL Olivenöl
- ✓ Salz, Pfeffer

Zubereitung:

1. Gare die Nudeln zuerst nach Packungsanleitung.
2. Brate die Schalotte in einer Pfanne in dem Öl glasig an und gebe dann das restliche Gemüse dazu.
3. Für 5 Minuten dünsten lassen, Gemüsebrühe dazugeben, einkochen lassen und dann die Sojacreme unterrühren.
4. Alles für 2 Minuten köcheln lassen, mit Salz und Pfeffer nach Geschmack würzen.
5. Die Nudeln mit der Soße und dem Schnittlauch servieren.

Nährwerte: Kalorien: 535; Kohlenhydrate: 61 Gramm; Fett: 24 Gramm; Eiweiß: 18 Gramm

WÜRZIGE ERBSENSUPPE

Zubereitungszeit: 15 Minuten

Zutaten für 1 Person:

- ✓ 150 Gramm Erbsen, TK
- ✓ 100 ML Gemüsebrühe
- ✓ 50 Gramm Feta, zerbröselt
- ✓ 50 Gramm Schlagsahne
- ✓ 1 Schalotte, gehackt
- ✓ 1 Knoblauchzehe, gehackt
- ✓ 1 EL Olivenöl
- ✓ 2 Stiele Dill, gehackt
- ✓ ½ TL Sesam
- ✓ Salz, Pfeffer, Chiliflocken

Zubereitung:

1. Knoblauchzehe und Schalotte in dem Öl in einem Topf andünsten.
2. Nach 3 Minuten die Erbsen hinzufügen und alles für weitere 3 Minuten dünsten lassen, bevor die Brühe dazukommt.
3. Nach 5 Minuten Sahne sowie die Hälfte des Dills dazugeben. Die Suppe pürieren und mit den Gewürzen abschmecken.
4. Erbsensuppe mit Feta, Dill und schwarzem Sesam bestreut servieren.

Nährwerte: Kalorien: 534; Kohlenhydrate: 23 Gramm; Fett: 40 Gramm; Eiweiß: 20 Gramm

Tag 7:

HAUSGEMACHTES GRANOLA MIT BEEREN

Zubereitungszeit: 25 Minuten

Zutaten für 1 Person:

- ✓ 30 Gramm Haferflocken
- ✓ 5 Gramm Kürbiskerne
- ✓ 10 Gramm Mandeln, gehackt
- ✓ 1 TL Backkakao
- ✓ 1 TL Kokosblütenzucker
- ✓ 1 TL Mandelmus
- ✓ 1 TL Kokosöl, flüssig
- ✓ 20 Gramm gefriergetrocknete Früchte nach Geschmack
- ✓ 1 Handvoll frische Beeren (Himbeeren, Blaubeeren, Erdbeeren)

Zubereitung:

1. Gebe Haferflocken, Mandeln, Kürbiskerne, Zucker und Backkakao in eine Schüssel und rühre Mandelmus sowie Kokosöl unter.
2. Die Mischung verteilst du nun gleichmäßig auf einem Backblech und lässt das Granola bei 160 Grad im vorgeheizten Backofen für 15 Minuten backen.
3. Mit den frischen und gefriergetrockneten Früchten servieren.

Nährwerte: Kalorien: 390; Kohlenhydrate: 30 Gramm; Fett: 20 Gramm; Eiweiß: 12 Gramm

HÄHNCHEN-WRAPS MIT GEMÜSE

Zubereitungszeit: 15 Minuten

Zutaten für 1 Person:

- ✓ 100 Gramm grüner Spargel
- ✓ 75 Gramm Hähnchenbrust, in Streifen
- ✓ ½ rote Zwiebel, in Streifen
- ✓ 50 Gramm Frischkäse, fettarm
- ✓ 1 Handvoll Rucola
- ✓ 1 (Vollkorn-)Tortilla mit 25 cm Durchmesser
- ✓ 1 EL Pinienkerne, fettfrei angeröstet
- ✓ 1 TL Olivenöl
- ✓ 2 EL Zitronensaft
- ✓ Salz, Pfeffer, nach Geschmack etwas Tabasco

Zubereitung:

1. Blanchiere den Spargel für 3 Minuten in Salzwasser und brate das Hähnchen rundum in dem Olivenöl an.
2. Hähnchen mit Salz, Pfeffer und Zitronensaft würzen.
3. Rühre jetzt den Frischkäse mit Zitronensaft, Salz und Pfeffer glatt und streiche die Masse auf die Tortilla.
4. Alle weiteren Zutaten gleichmäßig darauf verteilen und die Tortilla zu einem Wrap zusammenrollen.

Nährwerte: Kalorien: 470; Kohlenhydrate: 48 Gramm; Fett: 13 Gramm; Eiweiß: 36 Gramm

GEFÜLLTE PAPRIKASCHOTEN

Zubereitungszeit: 30 Minuten

Zutaten für 1 Person:

- ✓ 1,5 Paprika, halbiert
- ✓ 135 Gramm Kichererbsen
- ✓ 25 Gramm Langkornreis, gegart
- ✓ 1 Tomate, gewürfelt
- ✓ 25 Gramm Ziegenweichkäse, gewürfelt
- ✓ ¼ Bund Frühlingszwiebeln, in Ringen
- ✓ 1 EL Olivenöl
- ✓ Gemahlener Kreuzkümmel und Koriander nach Geschmack
- ✓ Salz, Pfeffer

Zubereitung:

1. Paprika von Kernen befreien, mit dem Öl beträufeln und in einer Auflaufform für 10 Minuten bei 200 Grad im vorgeheizten Backofen garen.
2. Kichererbsen mit Reis, Tomate, Frühlingszwiebeln, Käse und Gewürzen vermischen.
3. Paprikaschoten mit der Mischung füllen und noch einmal für 15 Minuten bei gleicher Temperatur fertigbacken.

Nährwerte: Kalorien: 520; Kohlenhydrate: 68 Gramm; Fett: 19 Gramm; Eiweiß: 19 Gramm

Kurze Zusammenfassung: Sehr gut du hast die erste Woche geschafft, und du bist stolz auf dich! Die nächsten Wochen wirst du auch schaffen. Weiter so!

WOCHE 2: DRANBLEIBEN IST GEFRAGT

Tag 1:

KLASSISCHES APFEL-PORRIDGE

Zubereitungszeit: 15 Minuten

Zutaten für 1 Person:

- ✓ 50 Gramm Haferflocken
- ✓ 150 ML Milch (3,5 % Fettgehalt)
- ✓ 150 ML Wasser
- ✓ 1 Apfel, in Stücken
- ✓ 1 TL Honig
- ✓ 15 Gramm Haselnusskerne, gehackt
- ✓ Zimt

Zubereitung:

1. Haferflocken mit Milch und Wasser in einem Topf vorsichtig aufkochen lassen.
2. Für 3 Minuten köcheln lassen, Honig unterrühren und für 10 Minuten quellen lassen.
3. Porridge in eine Schüssel geben, mit Apfelstücken, gehackten Nüssen und Zimt bestreut servieren.

Nährwerte: Kalorien: 492; Kohlenhydrate: 60 Gramm; Fett: 18 Gramm; Eiweiß: 15 Gramm

BUDDHA-BOWL

Zubereitungszeit: 40 Minuten

Zutaten für 1 Person:

- ✓ 100 Gramm Dinkel
- ✓ 100 Gramm Steckrübe, gewürfelt
- ✓ 1 Handvoll Feldsalat
- ✓ 25 Gramm Grünkohl, in Streifen
- ✓ ¼ Stange Lauch, in Streifen
- ✓ ¼ Rotkohl, in Streifen
- ✓ ¼ Birne, in Scheiben
- ✓ 25 Gramm Walnusskerne, fettfrei geröstet, gehackt
- ✓ 40 Gramm Joghurt (3,5 % Fettgehalt)
- ✓ ½ Knoblauchzehe, gehackt
- ✓ 1 EL Walnussöl
- ✓ 1 TL Apfelessig
- ✓ Senf
- ✓ Honig
- ✓ Schnittlauch, gehackt
- ✓ Salz, Pfeffer

Zubereitung:

1. Spüle den Dinkel ab und gebe ihn zusammen mit der doppelten Menge Wasser sowie einer Prise Salz in einen Topf. Zum Kochen bringen und für 10 Minuten garen.
2. Steckrübe im Anschluss mit in den Topf geben und zusammen mit dem Dinkel für weitere 40 Minuten bei geringer Temperatur köcheln lassen.

3. Stelle dann aus dem Öl, Essig, Senf und Honig ein Dressing her.
4. Vermische den Joghurt mit dem Schnittlauch und dem Knoblauch sowie mit etwas Salz und Pfeffer.
5. Verteile alle Zutaten dekorativ in einer Schale und träufle das Dressing über die Bowl. Zusammen mit dem Joghurtdressing servieren.

Nährwerte: Kalorien: 727; Kohlenhydrate: 86 Gramm; Fett: 30 Gramm; Eiweiß: 25 Gramm

THUNFISCH-SALAT MIT AVOCADO

Zubereitungszeit: 25 Minuten

Zutaten für 1 Person:

- ✓ 50 Gramm Eisbergsalat, in Stücken
- ✓ 1 rote Zwiebel, in Streifen
- ✓ 150 Gramm Thunfischfilet, gewürfelt
- ✓ ½ Radicchio, in Stücken
- ✓ ¼ Granatapfel, entkernt
- ✓ ¼ Avocado, in Streifen
- ✓ 1 TL Olivenöl
- ✓ 1 EL Sesamöl
- ✓ 15 Gramm Sesam
- ✓ Frischer Koriander nach Geschmack, gehackt
- ✓ Saft von ½ Limette
- ✓ Salz, Pfeffer

Zubereitung:

1. Thunfisch salzen und pfeffern und dann in den Sesamsamen wälzen.
2. Den Thunfisch in dem Olivenöl in einer Pfanne für rund 5 Minuten rundum anbraten.
3. Salate und Avocado auf einem Teller verteilen und Thunfisch, Granatapfel und Zwiebeln darüber geben. Mit Koriander bestreuen, Limettensaft und Sesamöl darüber träufeln und servieren.

Nährwerte: Kalorien: 668; Kohlenhydrate: 16 Gramm; Fett: 50 Gramm; Eiweiß: 38 Gramm

Tag 2:

KÄSE-OMELETT MIT RUCOLA

Zubereitungszeit: 15 Minuten

Zutaten für 1 Person:

- ✓ 1 Ei + 2 Eiweiß
- ✓ 25 Gramm Ziegenkäse
- ✓ 1 Tomate, in Scheiben
- ✓ 1 Handvoll Rucola, gehackt
- ✓ 1 TL Olivenöl
- ✓ Salz, Pfeffer

Zubereitung:

1. Ei und Eiweiße in einer Schüssel verquirlen, mit Salz und Pfeffer würzen und das Öl im Anschluss in einer Pfanne erhitzen.
2. Die Eiermasse hinzugeben, leicht stocken lassen und dann vorsichtig mit einem Teller wenden.

3. Ziegenkäse über das Omelett bröckeln und dann mit Tomatenscheiben und Rucola belegt servieren.

Nährwerte: Kalorien: 430; Kohlenhydrate: 10 Gramm; Fett: 23 Gramm; Eiweiß: 43 Gramm

NUSSIGE OFENKARTOFFELN MIT BROKKOLI

Zubereitungszeit: 60 Minuten

Zutaten für 1 Person:

- ✓ 125 Gramm Frühkartoffeln
- ✓ 150 Gramm Brokkoli, in Röschen
- ✓ ¼ Bund Radieschen, in Stiften
- ✓ ¼ Bund Frühlingszwiebeln, in Ringen
- ✓ 25 Gramm Cashewmus
- ✓ 15 Gramm Cashewkerne, fettfrei angeröstet
- ✓ 1 Zweig Rosmarin
- ✓ ¼ Kästchen Kresse
- ✓ 1 EL Olivenöl
- ✓ 1 EL Zitronensaft
- ✓ Salz, Pfeffer, Muskatnuss

Zubereitung:

1. Heize den Backofen auf 200 Grad vor.
2. Kartoffeln schrubben, halbieren und in einer Schüssel mit Öl, Salz und Pfeffer mischen.
3. Auf einem Backblech verteilen und die Kartoffeln für 30 Minuten im Backofen backen.

4. Brokkoli ebenfalls mit Salz und Pfeffer würzen, mit zu den Kartoffeln auf das Blech geben und für weitere 15 Minuten backen.
5. Kresse, Zitronensaft und Cashewmus fein pürieren. Mit Salz, Pfeffer und Muskatnuss würzen und eventuell mehr Wasser dazugeben, sodass eine cremige Soße entsteht.
6. Ofengemüse auf einem Teller verteilen, Soße darüber geben und zusammen mit Radieschen, Frühlingszwiebeln, Rosmarin und Cashewkernen servieren.

Nährwerte: Kalorien: 471; Kohlenhydrate: 37 Gramm; Fett: 29 Gramm; Eiweiß: 15 Gramm

HACKFLEISCHSUPPE MIT KARTOFFELN

Zubereitungszeit: 25 Minuten

Zutaten für 1 Person:

- ✓ 150 Gramm festkochende Kartoffeln, gewürfelt
- ✓ 100 Gramm Rinderhackfleisch
- ✓ 50 Gramm Lauch, in Ringen
- ✓ 50 Gramm Champignons, in Scheiben
- ✓ 200 ML Gemüsebrühe
- ✓ 50 Gramm Schlagsahne
- ✓ 10 Gramm Walnüsse, gehackt
- ✓ ¼ Bund Petersilie, gehackt
- ✓ 1 EL Rapsöl
- ✓ Salz, Pfeffer, Majoran, Kümmel

Zubereitung:

1. Im ersten Schritt die Hälfte des Öls in einem Topf erhitzen.
2. Kartoffeln und Lauch in dem Öl für 4 Minuten anbraten.
3. Die Brühe dazu gießen, salzen und für 10 Minuten garen lassen.
4. Das restliche Öl in einer beschichteten Pfanne erhitzen und das Hackfleisch für 5 Minuten unter stetigem Rühren anbraten.
5. Die Pilze in die Pfanne geben und ebenfalls für 3 Minuten anbraten. Mit Salz, Majoran, Kümmel und Pfeffer würzen.
6. Jetzt kommen das Hackfleisch sowie die Sahne mit in den Topf. Erhitzen und mit gehackten Nüssen und Petersilie bestreut servieren.

Nährwerte: Kalorien: 517; Kohlenhydrate: 20 Gramm; Fett: 39 Gramm; Eiweiß: 23 Gramm

Tag 3:

SKYR MIT BEEREN

Zubereitungszeit: 10 Minuten

Zutaten für 1 Person:

- ✓ 100 Gramm Skyr
- ✓ 30 Gramm Naturjoghurt (1,5 % Fettgehalt)
- ✓ 30 Gramm Haferflocken
- ✓ 100 Gramm Erdbeeren, gewürfelt
- ✓ 1 TL Sesam
- ✓ 1 TL geschrotete Leinsamen
- ✓ 1 TL Leinöl

- ✓ 1 TL Goji-Beeren

Zubereitung:

1. Zuerst den Skyr mit Joghurt glattrühren und dann die Erdbeeren darauf geben.
2. Mit Leinsamen, Sesam, Haferflocken, Leinöl und Goji-Beeren bestreut servieren.

Nährwerte: Kalorien: 338; Kohlenhydrate: 31 Gramm; Fett: 13 Gramm; Eiweiß: 22 Gramm

RINDER-CURRY MIT MÖHREN

Zubereitungszeit: 40 Minuten

Zutaten für 1 Person:

- ✓ 150 Gramm Rinderfilet, in Streifen
- ✓ 1 kleine Fenchelknolle, in Streifen
- ✓ 50 Gramm Amaranth
- ✓ 1 Möhre, in Scheiben
- ✓ 1 Zwiebel, gehackt
- ✓ 1 Knoblauchzehe, gehackt
- ✓ 100 ML Gemüsebrühe
- ✓ 2 EL Kokosmilch
- ✓ 1 TL Olivenöl
- ✓ 2 cm Ingwer, gehackt
- ✓ ½ TL Currypulver
- ✓ Salz

Zubereitung:

1. Gare den Amaranth in heißem Wasser nach Packungsanleitung.
2. Brate das Rinderfilet in dem Öl in einer Pfanne von allen Seiten an.
3. Jetzt kommen Fenchel, Möhre, Zwiebel, Knoblauch und Ingwer dazu und werden ebenfalls kurz angebraten.
4. Kokosmilch, Brühe und Curry unterrühren und alles für 20 Minuten mit zugedecktem Deckel köcheln lassen.
5. Curry mit Salz abschmecken und zusammen mit dem Amaranth anrichten. Nach Geschmack passt noch frischer Koriander dazu.

Nährwerte: Kalorien: 540; Kohlenhydrate: 10 Gramm; Fett: 28 Gramm; Eiweiß: 58 Gramm

COUSCOUS MIT GEMÜSE

Zubereitungszeit: 15 Minuten

Zutaten für 1 Person:

- ✓ 150 Gramm gemischtes Gemüse, TK
- ✓ 1 Frühlingszwiebel, in Scheiben
- ✓ 1 Knoblauchzehe, gehackt
- ✓ 75 Gramm Couscous
- ✓ ½ EL Cashewkerne, gehackt
- ✓ 150 ML Gemüsebrühe
- ✓ 1 EL Olivenöl
- ✓ 1 TL Weißweinessig
- ✓ Salz, Pfeffer, gemahlener Kreuzkümmel

Zubereitung:

1. Frühlingszwiebel und Knoblauch in dem Öl in einem Topf anbraten und Kreuzkümmel dazugeben.
2. Brühe und Gemüse mit dazugeben und für 4 Minuten mit geschlossenem Deckel aufkochen lassen. Salzen und pfeffern.
3. Jetzt den Couscous unterrühren, alles aufkochen lassen und dann zugedeckt für 4 Minuten quellen lassen.
4. Couscous noch einmal mit Salz, Pfeffer und Essig abschmecken und mit gehackten Nüssen servieren.

Nährwerte: Kalorien: 487; Kohlenhydrate: 70 Gramm; Fett: 15 Gramm; Eiweiß: 14 Gramm

Tag 4:

OVERNIGHT OATS MIT FRUCHTPÜREE

Zubereitungszeit: 10 Minuten (+ Ziehzeit)

Zutaten für 1 Person:

- ✓ 150 Gramm Himbeeren, TK
- ✓ 40 Gramm Haferflocken
- ✓ 120 ML Reisdrink
- ✓ 4 EL Naturjoghurt
- ✓ 2 TL Chiasamen
- ✓ 2 EL Agavendicksaft
- ✓ 2 TL Mandelstifte, gehackt

Zubereitung:

1. Erhitze die Himbeeren in einem Topf und lasse sie so lange bei niedriger Hitze köcheln, bis die Früchte weich geworden sind. Agavendicksaft unterrühren und abkühlen lassen.
2. Verrühre die Mandeln mit Chiasamen, Haferflocken und Reisdrink und lasse diese Mischung über Nacht in einem verschließbaren Glas ziehen.
3. Am Morgen schichtest du abwechselnd die Himbeeren und den Joghurt auf der Haferflockenmischung. Schließe die Overnight Oats mit Joghurt als oberste Schichte ab.

Nährwerte: Kalorien: 380; Kohlenhydrate: 45 Gramm; Fett: 15 Gramm; Eiweiß: 15 Gramm

PUTEN-CHILI AUF ORIENTALISCHE ART

Zubereitungszeit: 20 Minuten

Zutaten für 1 Person:

- ✓ 200 Gramm Putenhackfleisch
- ✓ 200 Gramm stückige Tomaten aus der Dose
- ✓ 120 Gramm Kichererbsen
- ✓ 75 ML Geflügelbrühe
- ✓ 1 Zwiebel, gehackt
- ✓ 1 Knoblauchzehe, gehackt
- ✓ 1 Chilischote, gehackt
- ✓ 1 EL Öl
- ✓ Salz, Kreuzkümmel
- ✓ ½ Bund frischer Koriander, gehackt

Zubereitung:

1. Hackfleisch in einem Topf im Öl bei starker Hitze für 3 Minuten anbraten, bevor die Zwiebel, der Knoblauch und die Chilischote dazukommen.
2. Nach weiteren 2 Minuten Tomaten, Kichererbsen und Brühe sowie Salz dazugeben und alles für 5 Minuten mit geschlossenem Deckel köcheln lassen.
3. Noch einmal mit Salz und Kreuzkümmel abschmecken und das Puten-Chili mit Koriander servieren.

Nährwerte: Kalorien: 448; Kohlenhydrate: 21 Gramm; Fett: 14 Gramm; Eiweiß: 55 Gramm

MANDEL-AVOCADO MIT SALAT

Zubereitungszeit: 20 Minuten

Zutaten für 1 Person:

- ✓ 100 Gramm Avocado
- ✓ 60 Gramm Bulgur
- ✓ 50 Gramm Kirschtomaten, halbiert
- ✓ 1 große Handvoll Rucola
- ✓ 10 Gramm Mandeln, gehackt
- ✓ 3 EL Gemüsebrühe
- ✓ 1 EL Olivenöl
- ✓ Honig
- ✓ Salz, Pfeffer

Zubereitung:

1. Gare zuerst den Bulgur nach Packungsanleitung in Salzwasser.
2. Die Avocado entkernen und vorsichtig die Schale abziehen. Die Schnittfläche salzen und pfeffern.
3. Jetzt wird die Schnittfläche der Avocado in die Mandeln gedrückt, damit diese an der Avocado hängenbleiben.
4. In einer beschichteten Pfanne wird die Avocado jetzt fettfrei mit der Schnittfläche nach unten für 3 Minuten gebraten.
5. Bulgur, Tomaten und Rucola in eine große Schüssel geben und aus Brühe, Öl, Honig, Salz und Pfeffer ein Dressing anrühren, welches über den Salat gegeben wird.
6. Salat mit der gegrillten Avocado servieren.

Nährwerte: Kalorien: 559; Kohlenhydrate: 47 Gramm; Fett: 35 Gramm; Eiweiß: 10 Gramm

Tag 5:

BUTTERMILCH-PANCAKES MIT RÄUCHERLACHS

Zubereitungszeit: 20 Minuten

Zutaten für 1 Person:

- ✓ 80 Gramm Buchweizenmehl
- ✓ 2 EL flüssige Butter + 1 EL Butter
- ✓ ½ TL Backpulver
- ✓ 1 Ei
- ✓ 50 Gramm griechischer Joghurt
- ✓ 70 ML Buttermilch
- ✓ 50 Gramm fettarmer Frischkäse
- ✓ 40 Gramm Räucherlachs
- ✓ ½ Kästchen Kresse
- ✓ 1,5 TL Sahnemeerrettich
- ✓ Salz, Pfeffer, edelsüßes Paprikapulver

Zubereitung:

1. Verrühre in einer Schüssel das Mehl mit Backpulver und ¼ TL Salz.
2. In einer zweiten Schüssel vermische das Ei mit der flüssigen Butter, Joghurt und Buttermilch.
3. Eiermischung unter das Mehl rühren, mit Salz, Pfeffer und Paprikapulver abschmecken. Den Teig für 10 Minuten quellen lassen.
4. Die übrige Butter in einer Pfanne erhitzen und aus dem Teig nacheinander kleine Pancakes ausbacken.

5. Frischkäse mit Sahnemeerrettich verrühren und zusammen mit Kresse und Räucherlachs als Topping auf den Pancakes verteilen.

Nährwerte: Kalorien: 460; Kohlenhydrate: 50 Gramm; Fett: 17 Gramm; Eiweiß: 21 Gramm

LINSEN-PASTA MIT PESTO ROSSO

Zubereitungszeit: 30 Minuten

Zutaten für 1 Person:

- ✓ 85 Gramm Linsennudeln
- ✓ 85 Gramm Kirschtomaten, halbiert
- ✓ 20 Gramm Pinienkerne, fettfrei angeröstet
- ✓ 40 Gramm getrocknete Tomaten in Öl
- ✓ 1 große Handvoll Rucola
- ✓ 1,5 EL Olivenöl
- ✓ 1 TL Balsamessig
- ✓ 1 TL Zitronensaft
- ✓ 1 rote Zwiebel, gehackt
- ✓ 1 Knoblauchzehe, gehackt
- ✓ ¼ Bund Basilikum
- ✓ Salz, Pfeffer

Zubereitung:

1. Zuerst die Nudeln nach Packungsanleitung in einem Topf mit Salzwasser bissfest kochen.
2. Dann die Pinienkerne mit getrockneten Tomaten, Knoblauch, 1 EL Öl, Essig und Zitronensaft pürieren. Das Pesto mit Salz und Pfeffer abschmecken.

3. Das noch übrige Öl in einer Pfanne erhitzen und darin erst die Zwiebeln für 2 Minuten anbraten, bevor die Kirschtomaten für 2 Minuten mit dazukommen.
4. Nudeln mit Pesto, Zwiebeln, Tomaten, Rucola und Basilikum mischen und servieren.

Nährwerte: Kalorien: 552; Kohlenhydrate: 50 Gramm; Fett: 27 Gramm; Eiweiß: 27 Gramm

FISCH-CURRY MIT KOKOS UND SPINAT

Zubereitungszeit: 20 Minuten

Zutaten für 1 Person:

- ✓ 125 Gramm Kabeljaufilet
- ✓ 20 Gramm Babyspinat, gehackt
- ✓ 1 Schalotte, gewürfelt
- ✓ 1 Knoblauchzehe, gewürfelt
- ✓ 1 Möhre, in Scheiben
- ✓ 5 cm Ingwer, gerieben
- ✓ 100 ML Kokosmilch
- ✓ 70 ML Gemüsebrühe
- ✓ 1 EL Erdnussöl
- ✓ 1 EL Sojasoße
- ✓ 1 TL gelbe Currypaste
- ✓ 1 TL Zitronensaft
- ✓ Salz, Pfeffer, Chiliflocken
- ✓ Frischer Koriander nach Geschmack, gehackt

Zubereitung:

1. Die Hälfte des Erdnussöls in einer großen Pfanne erhitzen und darin die Möhre, Schalotte, Knoblauch und Ingwer für 5 Minuten andünsten.
2. Currypaste unterrühren und ebenfalls für 1 Minute dünsten lassen.
3. Kokosmilch und Brühe unterrühren und für 10 Minuten köcheln lassen.

4. In der Zwischenzeit den Fisch in Stücke schneiden, salzen, pfeffern und in dem restlichen Öl in einer beschichteten Pfanne für 4 Minuten pro Seite anbraten.
5. Spinat und Koriander zum Curry geben. Mit Salz, Pfeffer, Chiliflocken, Zitronensaft und Sojasoße abschmecken und die Fischstücke unterrühren.
6. Nach 3 Minuten ist das Fisch-Curry bereit zum Servieren.

Nährwerte: Kalorien: 344; Kohlenhydrate: 12 Gramm; Fett: 21 Gramm; Eiweiß: 27 Gramm

Tag 6:

SCHOKOLADIGES PORRIDGE

Zubereitungszeit: 20 Minuten

Zutaten für 1 Person:

- ✓ 50 Gramm Dinkelflocken
- ✓ 150 ML Hafermilch
- ✓ 1 TL Backkakao
- ✓ ½ Banane, in Stücken
- ✓ ½ EL Ahornsirup
- ✓ 15 Gramm Zartbitterschokolade, gehackt
- ✓ 15 Gramm Erdnusskerne, ungesalzen und fettfrei angeröstet
- ✓ 5 Gramm Kakaonibs

Zubereitung:

1. Zuerst die Hafermilch mit den Dinkelflocken, Ahornsirup und Kakaopulver erhitzen und für 3 Minuten unter Rühren köcheln lassen.
2. Herd ausschalten, Schokolade unterrühren und alles für 5 Minuten quellen lassen.
3. Porridge mit Kakaonibs, Bananen und Erdnüssen bestreut servieren.

Nährwerte: Kalorien: 480; Kohlenhydrate: 70 Gramm; Fett: 15 Gramm; Eiweiß: 14 Gramm

HÄHNCHEN MIT ERDNÜSSEN

Zubereitungszeit: 20 Minuten

Zutaten für 1 Person:

- ✓ 200 Gramm Hähnchenfilet, gewürfelt
- ✓ 1 Lauchzwiebel, in Stücken
- ✓ ½ Chilischote, gehackt
- ✓ 1 EL Sojasoße
- ✓ 25 Gramm getrocknete Pflaumen, gehackt
- ✓ 2 cm Ingwer
- ✓ 1,5 EL Reisessig
- ✓ 1 EL Rapsöl
- ✓ 20 Gramm Erdnüsse, geröstet, gesalzen und gehackt
- ✓ Salz, Pfeffer

Zubereitung:

1. Fleisch mit Reisessig und Sojasoße marinieren und kurz ziehen lassen.
2. Jetzt erhitzt du das Öl in einer Pfanne, röstest kurz die Chilischote an, nimmst sie heraus und brätst dann das marinierte Hähnchen für 4 Minuten an.
3. Würzen, alle weiteren Zutaten hinzugeben und eventuell mit ein wenig Wasser auffüllen. Nach einer Minute ist das Hähnchen fertig zum Servieren. Dazu passt zum Beispiel Brokkoli.

Nährwerte: Kalorien: 500; Kohlenhydrate: 20 Gramm; Fett: 24 Gramm; Eiweiß: 48 Gramm

GEFÜLLTER SPINAT-PFANNKUCHEN

Zubereitungszeit: 25 Minuten

Zutaten für 1 Person:

- ✓ 85 Gramm Dinkel-Vollkornmehl
- ✓ 80 Gramm Kichererbsen
- ✓ 35 Gramm Spinat
- ✓ 70 ML Hafermilch
- ✓ 70 Gramm Joghurt (3,5 % Fettgehalt)
- ✓ 1 Ei
- ✓ ½ Apfel, in Scheiben
- ✓ ½ Bund Petersilie
- ✓ 1 EL Olivenöl
- ✓ 1 EL Zitronensaft
- ✓ 1 TL Tahin
- ✓ Salz, Pfeffer, Kreuzkümmel

Zubereitung:

1. Zuerst Mehl, Hafermilch, Ei, Spinat, die Hälfte der Petersilie und 1 Prise Salz im Mixer pürieren. Teig kurz quellen lassen. Kichererbsen mit Joghurt, Tahin, Zitronensaft, Salz, Pfeffer und Kreuzkümmel vermischen.
2. Olivenöl in einer beschichteten Pfanne erhitzen und aus dem Teig einen Pfannkuchen ausbacken, der pro Seite etwa 3 Minuten braten sollte.
3. Mit der Kichererbsenmasse bestreichen und mit den Apfelscheiben belegen. Den Spinat-Pfannkuchen mit der restlichen Petersilie bestreut servieren.

Nährwerte: Kalorien: 646; Kohlenhydrate: 87 Gramm; Fett: 21 Gramm; Eiweiß: 25 Gramm

Tag 7:

SANDWICH MIT EIERSALAT

Zubereitungszeit: 15 Minuten

Zutaten für 1 Person:

- ✓ 2 Scheiben Vollkornbrot mit Leinsamen
- ✓ 1 Ei
- ✓ 1 TL Butter
- ✓ ¼ Avocado, in Spalten
- ✓ ½ Zwiebel, in Ringen
- ✓ 2 TL Zitronensaft
- ✓ ½ TL Olivenöl
- ✓ ¼ Kästchen Kresse
- ✓ 1 TL Kräuterquark
- ✓ ½ Handvoll Sprossen nach Geschmack
- ✓ Meersalz, schwarzer Pfeffer

Zubereitung:

1. Zuerst das Ei in Wasser für 7 Minuten weichkochen.
2. Die Zwiebel mit 1 TL Zitronensaft und Olivenöl vermengen und für 5 Minuten ziehen lassen.
3. Avocado mit dem übrigen Zitronensaft beträufeln.
4. Das Ei fein hacken, mit Kräuterquark vermengen und mit Salz und schwarzem Pfeffer würzen.

5. Eine Brotscheibe mit Butter bestreichen, Eiersalat, Avocado, Kresse, Sprossen und Zwiebeln gleichmäßig darauf verteilen und mit der zweiten Brotscheibe abschließen, sodass ein Sandwich entsteht.

Nährwerte: Kalorien: 440; Kohlenhydrate: 50 Gramm; Fett: 17 Gramm; Eiweiß: 16 Gramm

LINSEN-PFANNE MIT ZIEGENKÄSE

Zubereitungszeit: 20 Minuten

Zutaten für 1 Person:

- ✓ 75 Gramm gelbe Linsen
- ✓ 40 Gramm Champignons, in Scheiben
- ✓ 40 Gramm Ziegenkäse, in Scheiben
- ✓ 150 ML Gemüsebrühe
- ✓ 1 Schalotte, gehackt
- ✓ 1 Knoblauchzehe, gehackt
- ✓ 1 EL Olivenöl
- ✓ ¼ Bund Schnittlauch, gehackt
- ✓ 1 EL Zitronensaft
- ✓ Salz, Pfeffer, gemahlener Kreuzkümmel

Zubereitung:

1. Öl zuerst in einem großen Topf erhitzen und Knoblauch und Schalotten darin glasig dünsten.
2. Linsen und die Brühe dazugeben und für 10 Minuten köcheln lassen.
3. Mit Salz, Pfeffer, Kreuzkümmel und Zitronensaft abschmecken und die Champignons für 2 Minuten mit in den Topf geben.

4. Die Linsen-Pfanne mit Ziegenkäse und Schnittlauch servieren.

Nährwerte: Kalorien: 418; Kohlenhydrate: 32 Gramm; Fett: 20 Gramm; Eiweiß: 25 Gramm

HÄHNCHEN-GNOCCHI-RATATOUILLE

Zubereitungszeit: 25 Minuten

Zutaten für 1 Person:

- ✓ 150 Gramm Hähnchenbrustfilet, gewürfelt
- ✓ 150 Gramm Gnocchi
- ✓ 200 Gramm stückige Tomaten
- ✓ 1 rote Zwiebel, gehackt
- ✓ 1 Knoblauchzehe, gehackt
- ✓ ½ Aubergine, gewürfelt
- ✓ ½ Zucchini, gewürfelt
- ✓ ½ Paprika, gewürfelt
- ✓ 1 EL Olivenöl
- ✓ ½ EL Butter
- ✓ 1 EL Tomatenmark
- ✓ Jeweils 1 Zweig Rosmarin und Thymian, gehackt, Salz, Pfeffer

Zubereitung:

1. Die Zwiebel und das Hähnchen in einer Pfanne im Olivenöl für 2 Minuten anbraten.
2. Knoblauch und das restliche Gemüse dazugeben und alles für weitere 5 Minuten anbraten.
3. In einer zweiten Pfanne die Gnocchi in der Butter anbräunen.

4. Tomatenmark, Kräuter und stückige Tomaten zum Gemüse geben und für weitere 5 Minuten bei niedriger Temperatur köcheln lassen. Mit Salz und Pfeffer nach Geschmack würzen.
5. Das Ratatouille mit den Gnocchi servieren.

Nährwerte: Kalorien: 651 Kohlenhydrate: 68 Gramm; Fett: 20 Gramm; Eiweiß: 48 Gramm

Kurze Zusammenfassung: Sehr gut du hast die zweite Woche geschafft, und du bist stolz auf dich! Du merkst gerade „es ist gar nicht so schwierig! warum habe es nur jetzt entdeckt“ keine Sorge du hast die Gute Entscheidung getroffen. Die zwei restlichen Wochen schaffst du auch.

Weiter geht!

Und wenn du möchtest kannst du schon deine Meinung teilen, indem du eine Rezension zu dem Buch auf Amazon schreibst.

WOCHE 3: DIE GEWÖHNUNG SETZT EIN

Tag 1:

BANANEN-PANCAKES

Zubereitungszeit: 15 Minuten

Zutaten für 1 Person:

- ✓ 1 Banane
- ✓ Etwa Kokosöl zum braten
- ✓ 1 TL Backpulver
- ✓ 2 Eier
- ✓ Etwa Gewürze Zimt, Vanille oder Schokolade je nach Geschmack

Zubereitung:

1. Banane mit Gabel klein drucken.
2. Eier schlagen und zusammen mit der Banane zu einer breiigen Masse verrühren
3. Gewürze nach Belieben hinzugeben
4. Kokosöl in einer Pfanne erhitzen und nach und nach kleine Pancakes ausbacken

Nährwerte: Kalorien: 330; Kohlenhydrate: 35 Gramm; Fett: 13 Gramm; Eiweiß: 16 Gramm

ZUCCHINI-PFANNE MIT FETAKÄSE

Zubereitungszeit: 20 Minuten

Zutaten für 1 Person:

- ✓ 2 mittelgroße Zucchini
- ✓ 2 EL Olivenöl
- ✓ 3 Tomaten
- ✓ Etwas Salz und Pfeffer
- ✓ 100 g Fetakäse aus Kuhmilch
- ✓ Etwas Rosmarin und Thymian

Zubereitung:

1. Zucchini und Tomaten waschen, alle klein schneiden. Anschließend die Zucchiniwürfel in Olivenöl unter gelegentlichem Rühren anbraten.
2. Nach ca. 5 Minuten die Tomaten dazugeben und für weitere 2 bis 3 Minuten garen. Rosmarin und Thymian zerkleinern und hinzugeben. Danach mit Salz und Pfeffer abschmecken.
3. Feta in würfeln schneiden und in die Pfanne geben. Am besten Herd abschalten, so dass der Feta durch die Resthitze leicht schmilzt. So bekommst du eine cremige Sauce.

Nährwerte: Kalorien: 440; Kohlenhydrate: 32 Gramm; Fett: 25 Gramm; Eiweiß: 20 Gramm

SCHICHTSALAT MIT QUINOA

Zubereitungszeit: 30 Minuten

Zutaten für 1 Person:

- ✓ 1 Tasse Quinoa
- ✓ 2 Tassen Gemüsebrühe
- ✓ 1 Tomate
- ✓ Etwas Lollo rosso
- ✓ 3 Wachteleier
- ✓ 3 EL tiefgekühlte Erbsen
- ✓ 3 EL selbstgemachte Mayonnaise

Zubereitung:

1. Gemüsebrühe zum Kochen bringen. Quinoa waschen, hinzufügen und bei mittlerer Hitze 20 Minuten sanft köcheln lassen. Topf von der Kochplatte nehmen und abkühlen lassen.
2. Währenddessen Eier hart kochen und in Stücke schneiden. Salat waschen, trocken schütteln und klein schneiden, ebenso die Tomate.
3. In einem zweiten Topf etwas Salzwasser kochen und die Erbsen darin garen lassen.
4. Zutaten nacheinander in ein Glas schichten: Zuerst Lollo rosso, dann Tomate, Eier, Quinoa und zuletzt die Erbsen. Mit selbstgemachter Mayonnaise übergießen und im Kühlschrank gut durchziehen lassen.

Nährwerte: Kalorien: 732; Kohlenhydrate: 111 Gramm; Fett: 17 Gramm; Eiweiß: 28 Gramm

Tag 2:

MANGO-CHIA-JOGHURT

Zubereitungszeit: 5 Minuten

Zutaten für 1 Person:

- ✓ 150 Gramm Joghurt
- ✓ 1 Mango
- ✓ 1 EL zarte Haferflocken
- ✓ 5 Gramm Chiasamen
- ✓ 2 TL Agavendicksaft
- ✓ 1 TL Leinöl

Zubereitung:

1. Mango schälen und würfeln.
2. Alle anderen Zutaten vermengen und einige Zeit quellen lassen.
3. Fruchtstücke dazugeben und direkt verzehren.

Nährwerte: Kalorien: 396; Kohlenhydrate: 50 Gramm; Fett: 16 Gramm; Eiweiß: 11 Gramm

BUNTER EIWEISS-SALAT MIT KARTOFFEL UND CO.

Zubereitungszeit: 20 Minuten

Zutaten für 1 Person:

- ✓ 1 Ei
- ✓ 1 EL Petersilie
- ✓ 2 Kopf Römersalat
- ✓ 1 Kartoffel (festkochend)
- ✓ 7 Schwarze Oliven
- ✓ 1/5 Zitrone
- ✓ 1/2 EL Zitronensaft
- ✓ 1 Tomate
- ✓ 1/2 TL Harissa
- ✓ 1 Prise Pfeffer
- ✓ 1 Gewürzgurke
- ✓ 1 EL Olivenöl
- ✓ 125 g Frischer Thunfisch

Zubereitung:

1. Kartoffel würfeln und kochen. Das Ei hart kochen, abkühlen lassen und halbieren.
2. Die Oliven klein schneiden, die Petersilie hacken. Zusammen mit dem in sehr feine Stücke geschnittenen Zitronenfleisch, dem Saft der Zitrone, der Harissa-Paste, Pfeffer und Öl in einer großen Schüssel vermengen.

3. Römersalat-Köpfe in Streifen schneiden, Tomate und Gewürzgurken würfeln. Bis auf dem Ei alles in einer Schüssel mischen.

4. Thunfisch in Stücke (daumengroße) zerteilen. Pro Seite ungefähr 1 Minute in der Pfanne anbraten. Den Salat mit Ei und Thunfisch-Stückchen garnieren und servieren

Nährwerte: Kalorien: 420; Kohlenhydrate: 29 Gramm; Fett: 31 Gramm; Eiweiß: 51 Gramm

MANDEL-BROKKOLI MIT ERDNUSS-LIMETTEN-SAUCE

Zubereitungszeit: 20 Minuten

Zutaten für 1 Person:

- ✓ 2 Handvoll Mandeln gehobelt
- ✓ 1 Brokkoli

Zutaten für die Erdnuss-Limetten-Sauce

- ✓ 3 EL Sojasauce
- ✓ 3 EL Honig
- ✓ 30 ml Wasser
- ✓ 1 Knoblauchzehe
- ✓ 85 g Erdnussbutter
- ✓ Saft einer Limette
- ✓ 1 daumengroßes Stück Ingwer

Zubereitung:

1. Brokkoli waschen und die kleinen Röschen abtrennen.

2. Mit Kokosöl kurz scharf in der Pfanne anbraten, würzen und zur Seite stellen.

3. Für die Erdnuss-Limetten-Sauce den Knoblauch und Ingwer erst in den Mixer geben und klein hacken.
4. Danach alle weiteren Zutaten in den Mixer geben und zu einer Sauce vermengen.
5. Brokkoli mit Erdnusssauce und Mandeln garnieren. Du kannst es auch zum Beispiel mit Avocado und Paprika machen.
6. Das Dressing genügt für vier Portionen und kann gerne eingefroren oder für andere Gerichte genutzt werden.

Nährwerte: Kalorien: 512; Kohlenhydrate: 38 Gramm; Fett: 54 Gramm; Eiweiß: 9 Gramm

Tag 3:

LOW-CARB-APFEL-MÜSLI

Zubereitungszeit: 10 Minuten

Zutaten für 1 Person:

- ✓ 2 Scheiben Vollkornbrot mit Leinsamen
- ✓ 1/4 Apfel
- ✓ 3 EL Amaranth gepufft
- ✓ 3 EL Sonnenblumenkerne
- ✓ 4 Esslöffel Magerquark (Bio)
- ✓ 3 EL Leinsamen geschrotet
- ✓ 2 EL Kokosflocken
- ✓ 5 EL Milch 3,5 %
- ✓ Prise Zimt

Zubereitung:

1. Apfel waschen, ggf. schälen, entkernen, vierteln und in kleine Stücke schneiden.
2. Magerquark, 1 Prise Zimt und Milch miteinander in einer Schüssel cremig rühren und mit den Leinsamen, Sonnenblumenkernen, Kokosflocken und dem gepufften Amaranth verrühren. Die Apfelstücken dazugeben und unterheben.
3. Zimt über das fertige Low-Carb-Müsli streuen.

Nährwerte: Kalorien: 422; Kohlenhydrate: 26 Gramm; Fett: 24 Gramm; Eiweiß: 23 Gramm

MEDITERRANER THUNFISCH MIT REIS UND GEMÜSE

Zubereitungszeit: 25 Minuten

Zutaten für 1 Person:

- ✓ 45 g Reis, roh
- ✓ 1 Schalotte
- ✓ 1/2 EL Olivenöl
- ✓ 1/2 EL Balsamico
- ✓ 100 g Brokkoli
- ✓ 100 g Baby-Spinat
- ✓ 1 Paprika rot
- ✓ 150 g Frischer Thunfisch Steaks

Zubereitung:

1. Gemüse waschen. Reis nach Anleitung auf der Packung garen. Schalotten und Paprika würfeln, 5 Minuten in Öl braten, anschließend mit Essig zu dickflüssiger Soße pürieren.
2. Thunfisch auf ein Stück Alufolie legen, 1 EL Soße darauf verteilen und locker einwickeln. Bei 200 Grad etwa 6 bis 8 Minuten backen.
3. Brokkoli-Röschen 6 Minuten in Salzwasser kochen, nach 4 Minuten Spinat dazugeben. Den Thunfisch auswickeln, mit der restlichen Soße und dem Gemüse servieren.

Nährwerte: Kalorien: 480 Kohlenhydrate: 42 Gramm; Fett: 15 Gramm; Eiweiß: 46 Gramm

GEFÜLLTE ZUCCHINI

Zubereitungszeit: 15 Minuten

Zutaten für 1 Person:

- ✓ 1 mittelgroße Zucchini
- ✓ 2 mittelgroße Tomaten
- ✓ 100 Gramm tiefgekühlter Spinat
- ✓ ½ grüne Paprika
- ✓ ½ Knoblauchzehe
- ✓ 1 eingelegte getrocknete Tomate
- ✓ 1 EL Tomatenmark
- ✓ 1 TL Sesamsaat
- ✓ Etwas Salz, Pfeffer und Muskat
- ✓ Etwas Olivenöl

Zubereitung:

1. Ofen auf 100 Grad vorheizen. Zucchini waschen, halbieren, Fruchtfleisch herauskratzen, dieses klein würfeln und zur Seite stellen.
2. Knoblauch und getrocknete Tomate sehr fein hacken. Spinat auftauen. Tomaten und Paprika würfeln.
3. In einem großen Topf Wasser mit etwas Salz zum Kochen bringen und die Zucchini-Hälften darin etwa 5 Minuten garen. Herausnehmen und im Ofen warm halten.
4. ¼ der Knoblauchzehe in einem kleinen Topf mit dem Fruchtfleisch mischen, mit Wasser bedecken und etwas Salz, Pfeffer und Muskat würzen. Aufkochen und 5 Minuten köcheln lassen. Abgießen und das Zucchini-Wasser dabei auffangen. Das Fruchtfleisch pürieren und nach und nach so viel Zucchini-Wasser zugeben, bis eine Soßenkonsistenz erreicht ist.

5. Olivenöl in einer Pfanne erhitzen. Darin restliches Gemüse mit dem verbliebenen Knoblauch, etwas Salz sowie dem Tomatenmark und der Sesamsaat anschwitzen. Masse in die beiden warmen Zucchini-Hälften füllen. Mit der pürierten Zucchini-Soße übergießen.

Nährwerte: Kalorien: 434; Kohlenhydrate: 18 Gramm; Fett: 35 Gramm; Eiweiß: 9 Gramm

Tag 4:

FRUCHTIGER POWER-SMOOTHIE

Zubereitungszeit: 10 Minuten

Zutaten für 1 Person:

- ✓ 250 Gramm Sojaquark
- ✓ 2 EL zarte Haferflocken
- ✓ 1 EL Mandelmehl
- ✓ 1 Pfirsich
- ✓ ¼ Papaya
- ✓ 1 kleine Orange
- ✓ ½ Banane
- ✓ ½ EL Ahornsirup
- ✓ Etwas Vanillearoma
- ✓ Einige Eiswürfel

Zubereitung:

1. Pfirsich mit kochendem Wasser übergießen, abschrecken und häuten. In kleine Stücke schneiden. Papaya, Orange und Banane ebenfalls klein schneiden.
2. Haferflocken, Mandelmehl und Sojaquark verrühren. Kurz quellen lassen. Dann zusammen mit dem Obst, Ahornsirup, Vanillearoma sowie den Eiswürfeln im Mixer pürieren.

Nährwerte: Kalorien: 488; Kohlenhydrate: 65 Gramm; Fett: 12 Gramm; Eiweiß: 26 Gramm

ZITRONIGER LACHS MIT SPARGEL

Zubereitungszeit: 35 Minuten

Zutaten für 1 Person:

- ✓ 120 g Lachs Filet
- ✓ 1/2 Zehe Knoblauch
- ✓ 250 g Grüner Spargel
- ✓ 1 TL Petersilie gehackt
- ✓ 1 EL Olivenöl
- ✓ 1/2 TL Honig
- ✓ 1/4 TL Senf
- ✓ Etwa Salz
- ✓ Etwa Pfeffer

Zubereitung:

1. Backofen auf 200 Grad vorheizen.
2. Knoblauch pressen und mit Olivenöl, Honig, einem Spritzer Zitronensaft und Senf zu einer Paste verarbeiten.
3. Spargel in eine kleine Auflaufform geben. Lachs auf oder neben das Gemüse legen und on top mit der Paste bestreichen, mit Salz und Pfeffer würzen. 1-2 Zitrone scheiben zusätzlich Lachs legen.
4. Im heißen Backofen 15-20 Minuten backen. Am Ende mit frisch gehackter Petersilie toppen.

Nährwerte: Kalorien: 417; Kohlenhydrate: 10 Gramm; Fett: 30 Gramm; Eiweiß: 30 Gramm

LOW CARB-BURGER AUS DER PFANNE

Zubereitungszeit: 35 Minuten

Zutaten für 1 Person:

- ✓ 150 g Rinderhackfleisch
- ✓ 1/2 EL Olivenöl
- ✓ 1 Zehe Knoblauch
- ✓ 1/2 Schalotte
- ✓ 250 g Spinat
- ✓ 1 Tomate
- ✓ 1 Prise Salz
- ✓ 1 Prise Pfeffer
- ✓ 1 Ei

Zubereitung:

1. Burger-Patties herstellen: Schalotte fein würfeln und dem Hack vermengen, Salz und Pfeffer hinzufügen und nochmals alles schön kneten. Masse teilen und zwei Patties bezogen auf 1 Portion daraus formen.
2. Das Öl in der Pfanne auf mittlerer Stufe erhitzen. Die Pattys braun braten, dann zur Seite schieben. Knoblauch fein hacken und mit in die Mitte geben, 30 Sekunden anbraten. Spinat dann dazugeben, zusammenfallen lassen. Die Tomate würfeln und hinzufügen.
3. Die „Burger" herausnehmen, den Spinat beiseiteschieben, die Eier aufschlagen. Deckel auflegen und etwa 3 Minuten garen, bis das Eiweiß stockt.
4. Spinat und die Spiegeleier zum Fleisch geben oder einfach alles direkt in der Pfanne servieren.

Nährwerte: Kalorien: 506 Kohlenhydrate: 6 Gramm; Fett: 35 Gramm; Eiweiß: 45 Gramm

Tag 5:

LOW-CARB-QUARK

Zubereitungszeit: 10 Minuten

Zutaten für 1 Person:

- ✓ 1/2 Banane
- ✓ 20 g Walnüsse
- ✓ 4 Esslöffel Quinoa gepufft
- ✓ 1 Teelöffel Leinöl nativ
- ✓ 125 g Magerquark (Bio)
- ✓ 2 Esslöffel Hanfsamen
- ✓ 2 Esslöffel Leinsamen
- ✓ 30 g Milch 3,5 %

Zubereitung:

1. Halbe Banane pürieren und mit dem Quark verrühren. Walnüsse klein hacken.
2. Bananenquark, Walnüsse, Milch, Leinöl, Hanfsamen, Leinsamen und die gepuffte Quinoa in den Quark einrühren.
3. Der Low-Carb-Quark mit den guten Omega-3-Lebensmitteln (Walnüsse, Hanfsamen, Leinsamen und Leinöl) ist in max 10 Minuten fertig. Die trockenen Zutaten (Hanfsamen, Leinsamen, Quinoa, Wallnüsse) kann man auch in größeren Mengen vorbereiten dann gehts noch schneller mit deinem Low-Carb-Frühstück!

Nährwerte: Kalorien: 540; Kohlenhydrate: 24 Gramm; Fett: 33 Gramm; Eiweiß: 32 Gramm

ÜBERBACKENE HÄHNCHENBRUST MIT GEMÜSE

Zubereitungszeit: 40 Minuten

Zutaten für 1 Person:

- ✓ 1/2 Zitrone
- ✓ 1/2 Paprika rot
- ✓ 1 TL Olivenöl
- ✓ 120 g Hähnchenbrust
- ✓ 1 TL Tabasco
- ✓ 1 Prise Salz
- ✓ 1 Prise Pfeffer
- ✓ 2 Zucchini
- ✓ 75 g Tomate
- ✓ 50 g Mozzarella optional

Zubereitung:

1. Backofen auf 200 Grad vorheizen.
2. Zitrone auspressen. Hähnchen mit Tabasco und 2 Teelöffeln Zitronensaft marinieren und abschmecken.
3. Zucchini in Scheiben schneiden, Tomaten halbieren und Paprika in breite Streifen schneiden. Gemüse auf ein Backblech geben, mit Öl beträufeln und mit Salz und Pfeffer würzen.

4. Hähnchen in das Gemüse einbetten und die restliche Marinade darüber geben. Mozzarella halbieren und auf das Fleisch legen.
5. Auf mittlerer Schiene 25 Minuten backen. Hähnchen in Scheiben schneiden und servieren.

Nährwerte: Kalorien: 421; Kohlenhydrate: 14 Gramm; Fett: 21 Gramm; Eiweiß: 44 Gramm

KÜRBISSALAT MIT KICHERERBSEN

Zubereitungszeit: 50 Minuten

Zutaten für 1 Person:

- ✓ 225 Gramm Butternuss-Kürbis
- ✓ 30 Gramm Kichererbsen
- ✓ 30 Gramm Joghurt
- ✓ 12 Gramm Tahin
- ✓ ½ Schalotte
- ✓ ½ Knoblauchzehe
- ✓ ½ Bund Frühlingszwiebeln
- ✓ Saft von ½ Limette
- ✓ 4 Gramm Sesam
- ✓ Einige Blätter frische Minze
- ✓ 2 EL Olivenöl
- ✓ Salz und Pfeffer

Zubereitung:

1. Kichererbsen in kaltem Wasser über Nacht einweichen lassen.
2. Am nächsten Tag mit frischem Wasser halbweich kochen. Kürbis schälen, Kerne entfernen und Fruchtfleisch würfeln.
3. Aus dem zerdrückten Knoblauch, etwas Salz und Pfeffer sowie 1 EL Olivenöl eine Marinade anmischen und diese mit den Händen unter die Kürbiswürfel mengen.
4. Auf einem mit Backpapier vorbereiteten Blech verteilen und 10 Minuten bei 200 Grad rösten. Kichererbsen hinzufügen und weitere 10 Minuten backen.
5. Schalotte und Frühlingszwiebeln in Ringe schneiden, Minze hacken und Sesam in einer Pfanne ohne Öl kurz rösten. Alles mit Limettensaft, Joghurt, Tahin und 1 EL Öl vermengen und abschmecken.
6. Über die noch lauwarme Kürbis-Kichererbsen-Mischung geben.

Nährwerte: Kalorien: 546; Kohlenhydrate: 40 Gramm; Fett: 37 Gramm; Eiweiß: 10 Gramm

Tag 6:

AÇAÍ-BOWL

Zubereitungszeit: 5 Minuten

Zutaten für 1 Person:

- ✓ 150 Gramm tiefgefrorene Beeren (Mix)
- ✓ ½ tiefgefrorene, reife Banane
- ✓ ½ frische Banane
- ✓ 100 ML Mandel- oder Sojamilch
- ✓ 3 TL Chiasamen
- ✓ 1 TL Kokosmus
- ✓ 1 ½ TL Açaí-Pulver

Zubereitung:

1. ½ Banane in Scheiben schneiden. 1 TL Chiasamen zur Seite stellen.
2. Restliche Zutaten im Mixer kräftig pürieren, dann mit den Bananenscheiben und Chiasamen dekorieren.

Nährwerte: Kalorien: 343; Kohlenhydrate: 49 Gramm; Fett: 12 Gramm; Eiweiß: 7 Gramm

PUTENBRUST RATATOUILLE

Zubereitungszeit: 35 Minuten

Zutaten für 1 Person:

- ✓ 50 g Lauch
- ✓ 100 g Champignon
- ✓ 1 Zweig Thymian
- ✓ 1 Zweig Rosmarin
- ✓ 1/4 Paprika gelb
- ✓ 120 g Putenbrust
- ✓ 50 g Kürbis
- ✓ 1 Rote Zwiebeln
- ✓ 5 Cherrytomate
- ✓ 1/2 Zehe Knoblauch
- ✓ 1 EL Rapsöl
- ✓ 100 ml Geflügelbrühe
- ✓ Prise Salz
- ✓ Prise Pfeffer

Zubereitung:

1. Lauch, Kürbis, Paprika und Zwiebel in Würfel, Chili und Lauch in Ringe schneiden. Tomaten halbieren oder ganz lassen.
2. Putenbrust mit Salz, Pfeffer und Paprika würzen. Anschließend in beschichteter Pfanne in Öl scharf anbraten und herausnehmen. Sie können das Filet am Stück braten oder es in kleinere Stücke schneiden – wie im Rezeptbild.

3. Gemüse mit Lauch, Zwiebel und Knoblauch im Bratfett andünsten, mit Brühe ablöschen. Mit Salz, Pfeffer, Thymian und gehacktem Rosmarin abschmecken. Mit dem Filet in eine Gratinform geben und alles bei 180 Grad 20 Minuten schmoren.

Nährwerte: Kalorien: 342; Kohlenhydrate: 15 Gramm; Fett: 15 Gramm; Eiweiß: 38 Gramm

REISNUDEL-SALAT MIT TOFU

Zubereitungszeit: 30 Minuten

Zutaten für 1 Person:

- ✓ 100 Gramm Tofu
- ✓ 50 Gramm Salatgurke
- ✓ ½ Römersalatherz
- ✓ 25 Gramm asiatische Reisnudeln
- ✓ ½ Zwiebel
- ✓ 1 kleine Limette
- ✓ 20 Gramm geröstete, gesalzene Erdnüsse
- ✓ 2 Stiele Koriander
- ✓ 1 TL Pflaumenmus
- ✓ 1 ½ EL Öl
- ✓ 2 EL Sojasoße

Zubereitung:

1. Reisnudeln zubereiten und abtropfen lassen. Tofu in 1 Zentimeter große Würfel schneiden und mit Küchenkrepp trocken tupfen. Gurke schälen und würfeln. Salat waschen, trocken schütteln und klein schneiden.

2. Limette halbieren. Eine Hälfte auspressen, die zweite in Stücke schneiden.

3. Zwiebel zu feinen Ringen schneiden, in etwas Öl anbraten, herausnehmen und abtupfen.

4. Im selben Bratfett nun den Tofu von allen Seiten goldbraun anbraten. Dann Pflaumenmus und Sojasoße beifügen und zusammen kurz aufkochen. Von der Kochplatte nehmen und mit Limettensaft und etwas Olivenöl abschmecken.

5. Korianderblätter abzupfen. Mit Reisnudeln, Gurke, Salat und Tofu mischen. Die Sojasoße darüber gießen und mit Erdnüssen und Zwiebelringen dekorieren.

Nährwerte: Kalorien: 504; Kohlenhydrate: 36 Gramm; Fett: 27 Gramm; Eiweiß: 24 Gramm

Tag 7:

APFEL-MÖHREN-MUFFINS

Zubereitungszeit: 35 Minuten

Zutaten für 1 Person:

- ✓ 28 Gramm Vollkorn-Dinkelmehl
- ✓ 32 Gramm Dinkelmehl
- ✓ 1 mittelgroße Möhre
- ✓ 1 kleiner Apfel
- ✓ 1 Ei
- ✓ 13 Gramm gehackte Walnüsse
- ✓ 1 TL geschrotete Leinsamen
- ✓ ½ TL Natron
- ✓ 15 ML Ahornsirup
- ✓ 15 ML flüssiges Kokosöl
- ✓ 1 TL Vollrohrzucker
- ✓ 1 Messerspitze Zimt
- ✓ 1 Messerspitze Salz
- ✓ 1 Messerspitze gemahlener Ingwer
- ✓ 1 Messerspitze Vanillepulver

Zubereitung:

1. Ofen auf 175 Grad vorheizen und Papierförmchen in eine Muffinform legen.
2. Beide Mehlsorten mit Leinsamen, Natron, Walnüssen, Zimt, Salz, Ingwer und Vanillepulver vermengen.

3. In einer separaten Schüssel das Ei mit dem Zucker, Ahornsirup und Kokosöl verquirlen. Mehl-Nuss-Mischung kräftig unterrühren.
4. Karotte und Apfel schälen und reiben. Ebenfalls vorsichtig einrühren.
5. Teig auf die 3 Förmchen verteilen und etwa 25 Minuten backen. Fertige Muffins zunächst in der Form auskühlen lassen.

Nährwerte: Kalorien: 697; Kohlenhydrate: 83 Gramm; Fett: 31 Gramm; Eiweiß: 16 Gramm

SCHNELLES SHAKSHUKA

Zubereitungszeit: 25 Minuten

Zutaten für 1 Person:

- ✓ 150 g Geröstete eingelegte Paprika mit Saft
- ✓ 2 EL Olivenöl
- ✓ 1 EL Tomatenmark
- ✓ 5 Tomate geschält, mit Saft
- ✓ 4 Eier
- ✓ 4 EL griechischer Joghurt
- ✓ 1 Prise Meersalz
- ✓ 4 Zehen Knoblauch
- ✓ 1 Zwiebel
- ✓ 1/2 EL Harissa
- ✓ Prise Pfeffer

Zubereitung:

1. Paprika und Tomaten pürieren.

2. Knoblauch pellen, mit Meersalz bestreuen und mit dem Messerrücken auf einem Brett zu einer beigen Masse zerdrücken. Zwiebel fein würfeln.

3. Öl bei mittlerer Hitze erwärmen, Knoblauch und Zwiebeln hinzugeben und 1 Minute unter Rühren garen.

4. Harissa und Tomatenmark hinzufügen und 1 weitere Minute garen. Tomaten-Paprikapüree hinzufügen, gut umrühren und abschmecken.

5. Die Eier in eine Tasse aufschlagen, in der Mitte der Pfanne die Soße beiseiteschieben und die Eier in die Pfanne geben. Bei mittlerer Hitze kochen, bis das Eiweiß erstarrt, aber die Eidotter noch weich sind. Salzen und pfeffern.

6. Mit Joghurt toppen und sofort servieren. Lecker ist auch Fladenbrot dazu.

Nährwerte: Kalorien: 507 Kohlenhydrate: 21 Gramm; Fett: 28 Gramm; Eiweiß: 21 Gramm

PELLKARTOFFELN MIT APFEL-KOHLRABI-DIP

Zubereitungszeit: 15 Minuten

Zutaten für 1 Person:

- ✓ 300 Gramm festkochende Kartoffeln
- ✓ 100 Gramm Magerquark
- ✓ 50 Gramm Apfel
- ✓ 75 Gramm Kohlrabi
- ✓ ½ EL Kümmelsaat
- ✓ 1 Lorbeerblatt
- ✓ 1 EL Mineralwasser
- ✓ 1 TL Rapsöl
- ✓ Etwas Petersilie
- ✓ Salz und Pfeffer

Zubereitung:

1. Geschälte Kartoffeln in einen Topf mit Wasser geben, Kümmelsaat, Lorbeerblatt und etwas Salz dazugeben. Zugedeckt zum Kochen bringen und bei mittlerer Hitze für 20 Minuten weichkochen. Dann abgießen und etwas ausdampfen lassen.
2. Magerquark mit Rapsöl und Mineralwasser verquirlen, mit Salz und Pfeffer abschmecken.
3. Kohlrabi und Apfel schälen, beides grob raspeln. Petersilie hacken und alles unter den Quark ziehen. Direkt mit den Kartoffeln anrichten.

Nährwerte: Kalorien: 340; Kohlenhydrate: 51 Gramm; Fett: 5 Gramm; Eiweiß: 19 Gramm

Kurze Zusammenfassung: Sehr gut! Du hast die dritte Woche geschafft,

und du bist stolz auf dich! Du merkst gerade „nur noch eine Woche“ Du kannst auch richtig gute Ergebnisse sehen, dein Leben verändert sich.
Dein Figur wird immer straffer, deine Haut hat bessere Laune. Fast geschafft, weiter geht!

WOCHE 4: MIT GENUSS IN DIE ZUKUNFT

Tag 1:

PAPRIKA-SPIEGELEIER

Zubereitungszeit: 15 Minuten

Zutaten für 1 Person:

- ✓ 2 Paprika
- ✓ 2 Bio-Eier
- ✓ 20 g Sesam
- ✓ Prise Salz
- ✓ Prise Pfeffer
- ✓ 20 g Rapsöl (raffiniert)

Zubereitung:

1. Möglichst große bunte Paprika waschen und entkernen, ohne die Paprika dabei zu halbieren. Aus der Mitte der Paprika vier geschlossene Ringe schneiden. Restliche Paprika in kleine Würfel schneiden.

2. Rapsöl in eine große Pfanne geben, die Hälfte der Paprikastücke 2 bis 3 Minuten anbraten und dann zu Seite schieben.

3. Zwei der Paprika-Ringe in die Pfanne geben und die Bio-Eier in der Mitte vorsichtig einfüllen. Nach 4 bis 5 Minuten sind die Spiegeleier fertig. Paprika und Spiegeleier mit Salz und Pfeffer würzen. Beides auf einem Teller anrichten und etwas Sesam darüber streuen.

Nährwerte: Kalorien: 354; Kohlenhydrate: 10 Gramm; Fett: 27 Gramm; Eiweiß: 19 Gramm

GESUNDER AUFLAUF MIT SAUERKIRSCHEN

Zubereitungszeit: 20 Minuten

Zutaten für 1 Person:

- ✓ 50 Gramm Haferflocken
- ✓ 75 Gramm Sauerkirschen
- ✓ 100 ML Milch
- ✓ ½ reife Banane
- ✓ 1 Ei
- ✓ 1 EL Honig
- ✓ 1 EL gehackte Mandeln
- ✓ ½ TL Zimt
- ✓ ½ TL Vanillemark

Zubereitung:

1. Banane zerdrücken und mit Milch und Ei vermengen. Honig, Zimt und Vanillemark dazugeben, Haferflocken unter die Masse rühren.
2. In eine kleine gefettete Auflaufform geben. Sauerkirschen entsteinen und darauf verteilen, sie sinken leicht in die Masse ein. Gehackte Mandeln darüber streuen.
3. Bei 180 Grad etwa 20 Minuten leicht braun backen und noch warm verzehren.

Nährwerte: Kalorien: 535; Kohlenhydrate: 68 Gramm; Fett: 19 Gramm; Eiweiß: 19 Gramm

AUBERGINEN-LASAGNE

Zubereitungszeit: 20 Minuten

Zutaten für 1 Person:

- ✓ 25 Gramm saure Sahne
- ✓ ½ Aubergine
- ✓ 25 Gramm Zucchini
- ✓ 10 Gramm Rucola
- ✓ ¼ Paprika
- ✓ 1 kleine Tomate
- ✓ ¼ Päckchen passierte Tomaten
- ✓ 1 kleine Zwiebel
- ✓ ½ Knoblauchzehe
- ✓ 20 Gramm geriebener Käse
- ✓ 65 Gramm Mozzarella
- ✓ 1 Spritzer Chilisoße
- ✓ 1 TL Olivenöl
- ✓ Salz, Pfeffer, Zucker

Zubereitung:

1. Zucchini und Paprika würfeln. Knoblauch und ½ Zwiebel sehr klein hacken. In einer Pfanne mit Olivenöl anbraten. Passierte Tomaten dazugeben und mit Salz, Pfeffer, Zucker und Chilisoße abschmecken.

2. Aubergine und Tomate in Scheiben schneiden, Rucola klein hacken.

3. Kleine Auflaufform einfetten, Backofen auf 180 Grad vorheizen. Mozzarella zerpflücken.

4. Jeweils ⅓ der Menge an Aubergine, Tomate, Rucola und Mozzarella in die Form geben, dann ⅓ der Tomatensoße darüber gießen. Vorgang zwei Mal wiederholen. Auf die oberste Schicht kommt die mit dem geriebenen Käse vermengte saure Sahne. Restliche Zwiebel in Ringe schneiden und ebenfalls darauf verteilen.
5. Für etwa 25 Minuten im Ofen überbacken.

Nährwerte: Kalorien: 489; Kohlenhydrate: 30 Gramm; Fett: 28 Gramm; Eiweiß: 27 Gramm

Tag 2:

NUDELPFANNE MIT SHIITAKE-PILZEN

Zubereitungszeit: 20 Minuten

Zutaten für 1 Person:

- ✓ 200 Gramm Chinakohl
- ✓ 60 Gramm Wok-Nudeln
- ✓ 75 Gramm Shiitake-Pilze
- ✓ 2 Frühlingszwiebeln
- ✓ 75 ML Gemüsebrühe
- ✓ ½ Knoblauchzehe
- ✓ 12 Gramm Ingwer
- ✓ 1 EL Sesamöl
- ✓ 2 ½ EL Sojasoße
- ✓ 1 EL Röstzwiebeln

Zubereitung:

1. Pilze putzen, Stiele entfernen. Chinakohl in Streifen schneiden. Knoblauch und Ingwer schälen und fein hacken.
2. Pilze mit dem Öl in einer Pfanne bei starker Hitze einige Minuten anbraten, dann Knoblauch, Ingwer und Chinakohl beifügen und weiter garen.
3. Nudeln mit Gemüsebrühe und Sojasoße hinzugeben, weitere 7 Minuten durchgaren. Die Nudeln müssen dabei fast die komplette Flüssigkeit aufsaugen.
4. Mit Röstzwiebeln und in Ringe geschnittenen Frühlingszwiebeln anrichten.

Nährwerte: Kalorien: 446; Kohlenhydrate: 51 Gramm; Fett: 18 Gramm; Eiweiß: 15 Gramm

BUCHWEIZEN-BRATLINGE AUF MANGOLD

Zubereitungszeit: 30 Minuten

Zutaten für 1 Person:

- ✓ 100 Gramm Buchweizen
- ✓ 150 ML Wasser
- ✓ 100 Gramm Mangold
- ✓ 50 Gramm Naturjoghurt
- ✓ 2 ½ EL Mehl
- ✓ 1 kleine Zwiebel
- ✓ 35 Gramm gewürfelter Speck
- ✓ ¼ Bund Petersilie
- ✓ 1 TL Sojasoße
- ✓ Etwas Salz
- ✓ Etwas Sonnenblumenöl

Zubereitung:

1. Buchweizen mit Wasser und etwas Salz aufkochen und bei mittlerer Hitze zugedeckt für 15 Minuten köcheln lassen, bis das ganze Wasser aufgenommen wurde.
2. ½ Zwiebel und die Petersilie klein hacken und in einer Pfanne mit dem Speck anbraten.
3. Anschließend mit dem fertigen Buchweizen verkneten, Mehl und Sojasoße untermengen. Etwas Wasser hinzugeben, sodass eine formbare Masse entsteht.
4. ½ Zwiebel ebenfalls klein schneiden und anbraten. Hierzu nun den Mangold geben und leicht garen lassen, mit Salz und Pfeffer abschmecken. Warm stellen.

5. Erneut Öl in der Pfanne erhitzen. Aus der Buchweizenmasse mit feuchten Händen Bratlinge formen und diese von jeder Seite 5 Minuten kräftig anbraten.
6. Joghurt mit Salz und Pfeffer würzen und zusammen mit den Bratlingen und dem Mangold anrichten.

Nährwerte: Kalorien: 690; Kohlenhydrate: 110 Gramm; Fett: 14 Gramm; Eiweiß: 26 Gramm

Tag 3:

SPINAT-THUNFISCH-SALAT

Zubereitungszeit: 15 Minuten

Zutaten für 1 Person:

- ✓ 1 Paprika gelb
- ✓ 10 schwarze Oliven
- ✓ 100 g Thunfisch im eigenen Saft
- ✓ 1/2 TL Senf
- ✓ 1/2 Zehe Knoblauch
- ✓ 100 g Spinat frisch
- ✓ 5 Cocktailtomate
- ✓ 1 TL Zitronensaft
- ✓ 1/2 Rote Zwiebeln
- ✓ 2 EL Petersilie
- ✓ 1 EL Olivenöl

Zubereitung:

1. Spinat waschen und trockenschleudern.
2. Paprika in Streifen schneiden, Tomaten halbieren und Zwiebel in Ringe schneiden.
3. Thunfisch und Oliven abtropfen lassen und Petersilie klein hacken. Thunfisch, Paprika, Tomaten, Oliven, Zwiebel und Petersilie in einer Schüssel vermengen.
4. Für das Dressing, Öl mit Zitronensaft, Senf und gepresstem Knoblauch verrühren und darüber gießen. Alles gut mischen,

Anschließend die Spinatblätter unterheben und mit Petersilie bestreuen

Nährwerte: Kalorien: 313; Kohlenhydrate: 11 Gramm; Fett: 16 Gramm; Eiweiß: 32 Gramm

DINKELWAFFELN MIT DATTELN

Zubereitungszeit: 15 Minuten

Zutaten für 1 Person:

- ✓ 40 Gramm Dinkelmehl
- ✓ 10 Gramm Teff-Flocken
- ✓ 25 Gramm entsteinte Datteln
- ✓ 70 ML Milch oder Sojamilch
- ✓ 1 Ei
- ✓ 1 EL Naturjoghurt
- ✓ 1 TL Nussmus
- ✓ 8 Gramm Süßlupinenmehl
- ✓ 1 Prise Zimt
- ✓ 1 Prise Salz
- ✓ ½ TL Weinsteinbackpulver, 1 EL Öl

Zubereitung:

1. Datteln entsteinen und mit Milch, Joghurt, Nussmus und Öl pürieren. Ei unterrühren, dann mit den restlichen Zutaten verquirlen, bis ein glatter Teig entsteht.
2. Im Waffeleisen backen, bis die gewünschte Bräune erreicht ist.

Nährwerte: Kalorien: 530; Kohlenhydrate: 61 Gramm; Fett: 22 Gramm; Eiweiß: 19 Gramm

SEELACHS MIT SENFSOSSE

Zubereitungszeit: 50 Minuten

Zutaten für 1 Person:

- ✓ 150 Gramm Seelachsfilet
- ✓ 175 Gramm Brokkoli
- ✓ 200 Gramm Pastinaken
- ✓ 75 ML Vollmilch
- ✓ 75 Gramm Crème légère
- ✓ 1 ½ TL Senf
- ✓ 2 EL Öl
- ✓ Salz und Pfeffer

Zubereitung:

1. Ofen auf 200 Grad vorheizen. Pastinaken schälen, in 2 Zentimeter dicke Scheiben schneiden und auf ein Backblech legen. 1 EL Öl mit Salz und Pfeffer mischen und über die Scheiben pinseln. Mit Backpapier bedecken und auf mittlerer Schiene 30 Minuten garen.
2. Anschließend Brokkoli klein schneiden, neben die Pastinaken legen und mit etwas Salz bestreuen, weitere 15 Minuten backen.
3. Währenddessen Seelachs würfeln, salzen und in einer Pfanne mit Öl bei starker Hitze goldbraun anbraten. Aus der Pfanne nehmen. Bratensaft mit Milch ablöschen, Crème légère unterrühren und abschmecken.
4. Herd abschalten. Senf unter die Flüssigkeit rühren, dann den Fisch zurück in die Pfanne geben und nochmals 5 Minuten ziehen lassen. Mit dem fertigen Gemüse anrichten.

Nährwerte: Kalorien: 644; Kohlenhydrate: 28 Gramm; Fett: 38 Gramm; Eiweiß: 40 Gramm

Tag 4:

AVOCADO BROT MIT SPIEGELEI

Zubereitungszeit: 15 Minuten

Zutaten für 1 Person:

- ✓ 2 Scheiben Vollkornbrot mit Leinsamen
- ✓ Prise Salz
- ✓ Prise Pfeffer
- ✓ 1/2 Avocado
- ✓ 1/2 Stück
- ✓ 4 g Butter
- ✓ 40 g Vollkornbrot
- ✓ 1 Ei

Zubereitung:

1. Die essreife Avocado von Schale und Kern befreien und in kleine Stücke schneiden.
2. Butter in eine beschichtete Pfanne geben, die Pfanne aufheizen, das Ei hineinschlagen und zu einem Spiegelei braten.
3. Eine dünne Scheibe Vollkornbrot toasten. Avocado stücken aufs Brot legen, mit einer Gabel andrücken und mit Pfeffer und Salz würzen. Das Spiegelei oben drauflegen.

Nährwerte: Kalorien: 318; Kohlenhydrate: 20 Gramm; Fett: 21 Gramm; Eiweiß: 13 Gramm

SPARGEL-PFANNE MIT GARNELEN

Zubereitungszeit: 10 Minuten

Zutaten für 1 Person:

- ✓ 250 Gramm grüner Spargel
- ✓ 75 ML Gemüsebrühe
- ✓ 25 Gramm Garnelen
- ✓ 1 EL Sojasoße
- ✓ 1 Ciabatta-Brötchen oder ein Stück Baguette
- ✓ Etwas Öl
- ✓ Ein Stiel Koriander
- ✓ Salz und Pfeffer

Zubereitung:

1. Spargel waschen, Enden abschneiden und das untere Drittel schälen. In Stücke schneiden.
2. Etwas Öl in einer Pfanne erhitzen, Gemüsebrühe aufgießen, alles kurz aufkochen lassen. Dann den Spargel für 10 Minuten unter Rühren darin bissfest garen.
3. Garnelen mit kaltem Wasser übergießen und mit in die Pfanne geben. Für mindestens 5 Minuten weiterköcheln.
4. Mit Salz, Pfeffer und Sojasoße abschmecken, den gehackten Koriander darüberstreuen und mit Ciabatta oder Baguette anrichten.

Nährwerte: Kalorien: 340; Kohlenhydrate: 40 Gramm; Fett: 11 Gramm; Eiweiß: 18 Gramm

SÜSSKARTOFFELSUPPE MIT ERDNÜSSEN

Zubereitungszeit: 40 Minuten

Zutaten für 1 Person:

- ✓ 200 Gramm Süßkartoffeln
- ✓ ½ Karotte
- ✓ ½ Zwiebel
- ✓ ½ Knoblauchzehe
- ✓ 100 ML Kokosdrink
- ✓ 100 ML Gemüsebrühe
- ✓ 100 Gramm passierte Tomaten
- ✓ ½ Chinakohl
- ✓ 15 Gramm geröstete Erdnüsse
- ✓ 1 TL Erdnussmus
- ✓ 10 Gramm Joghurt
- ✓ 1 TL Olivenöl
- ✓ Etwas Chilipulver
- ✓ Etwas Petersilie
- ✓ Etwas Kurkuma
- ✓ Etwas Curry
- ✓ Etwas Salz und Pfeffer

Zubereitung:

1. Süßkartoffeln und Karotte schälen und würfeln.
2. Zwiebel und Knoblauchzehe sehr fein hacken und in etwas Öl mit Chilipulver andünsten. Süßkartoffeln und Karotte

hinzufügen, mit Kurkuma und Curry bestreuen und etwa 5 Minuten dünsten.

3. Mit der Gemüsebrühe ablöschen. Salzen, pfeffern, Kokosdrink hinzugießen. Passierte Tomaten unterrühren und 20 Minuten weitergaren.
4. Chinakohl in Streifen schneiden. Erdnüsse und Petersilie klein hacken. Chinakohl zusammen mit dem Erdnussmus der Suppe beifügen und weitere 8 Minuten durchgaren. Mit Gewürzen abschmecken, die Hälfte der Erdnüsse untermengen.
5. Zum Anrichten mit Joghurt, den restlichen Erdnüssen und der Petersilie garnieren.

Nährwerte: Kalorien: 475; Kohlenhydrate: 62 Gramm; Fett: 19 Gramm; Eiweiß: 13 Gramm

Tag 5:

OBSTSALAT MIT KÄSE

Zubereitungszeit: 10 Minuten

Zutaten für 1 Person:

- ✓ 2 Äpfel
- ✓ 80 Gramm Emmentaler
- ✓ 50 Gramm Trauben
- ✓ Saft von ½ Zitrone
- ✓ 3 EL Walnüsse
- ✓ 1 EL Honig

Zubereitung:

1. Äpfel waschen, nach Wunsch schälen und in kleine Stücke schneiden. Emmentaler würfeln. Trauben waschen und halbieren, Walnüsse klein hacken.
2. Zitrone auspressen und den Saft mit Honig vermischen, eventuell mit etwas Wasser verdünnen.
3. Klein geschnittene Zutaten mit dem Saft vermengen und etwas durchziehen lassen.

Nährwerte: Kalorien: 677; Kohlenhydrate: 57 Gramm; Fett: 36 Gramm; Eiweiß: 27 Gramm

PUTENGESCHNETZELTES

Zubereitungszeit: 25 Minuten

Zutaten für 1 Person:

- ✓ 50 Gramm Parboiled Reis
- ✓ 125 Gramm Champignons
- ✓ 150 Gramm Putenbrustfilet
- ✓ 37 ML Milch
- ✓ 37 Gramm Frischkäse
- ✓ 2 Frühlingszwiebeln
- ✓ ½ Zwiebel
- ✓ ¼ Knoblauchzehe
- ✓ 1 TL Olivenöl
- ✓ 1 TL Balsamico-Essig
- ✓ Etwas Rosmarin
- ✓ Salz und Pfeffer

Zubereitung:

1. Reis nach Packungsanleitung zubereiten.
2. Champignons und Frühlingszwiebeln putzen und klein schneiden. Putenbrustfilet abspülen, abtupfen und in Streifen schneiden. Zwiebel und Knoblauch fein hacken, ebenso den Rosmarin.

3. 1 TL Öl in einer Pfanne heiß werden lassen, Putenstreifen darin goldbraun anbraten, dann herausnehmen. Nun die Pilze im Bratensaft mit Zwiebeln, Knoblauch und Rosmarin anbraten.
4. Milch und Frischkäse gut verquirlen. Unter die Pilze rühren und einige Minuten einkochen lassen. Mit Essig, Salz und Pfeffer abschmecken.
5. Fleisch und Reis nun ebenfalls in die Pfanne geben und mit der Soße vermengen. Gut durchwärmen lassen. Mit Frühlingszwiebeln garnieren.

Nährwerte: Kalorien: 478; Kohlenhydrate: 45 Gramm; Fett: 10 Gramm; Eiweiß: 50 Gramm

SCHWEINEFILET & SWEET POTATO FRIES

Zubereitungszeit: 45 Minuten

Zutaten für 1 Person:

- ✓ 180 g Süßkartoffel
- ✓ Prise Pfeffer, Salz
- ✓ Prise Paprikapulver
- ✓ 160 g Schweinefilet
- ✓ 1/2 TL Butter
- ✓ 1 EL Olivenöl
- ✓ 150 g Magerquark
- ✓ 1/4 Bund Schnittlauch gehackt

Zubereitung:

1. Backofen auf 220 Grad vorheizen.
2. Süßkartoffel in ca. fingerdicke Stäbchen schneiden. In einer Schüssel mit der Hälfte des Olivenöls, Salz, Pfeffer und Paprikapulver vermengen. Auf ein Backpapier legen und für ca. 20-25 Minuten backen, einmal zwischendrin wenden.
3. Magerquark mit Schnittlauch glattrühren, mit Salz und Pfeffer abschmecken.
4. Restliches Öl in einer Pfanne erhitzen, Schweinefilet in die heiße Pfanne geben, Hitze reduzieren. Bei mittlerer Hitze rund 2-3 min von jeder Seite braten, je nach gewünschten Garpunkt, dann salzen und pfeffern.
5. Schweinefilet, Pommes und Dip zusammen anrichten.

Nährwerte: Kalorien: 591 Kohlenhydrate: 50 Gramm; Fett: 18 Gramm; Eiweiß: 60 Gramm

Tag 6:

ZUCCHINI-OMLETTE MIT BASILIKUM

Zubereitungszeit: 10 Minuten

Zutaten für 1 Person:

- ✓ 100 g Zucchini
- ✓ 1/2 Zwiebel
- ✓ 1 Esslöffel Olivenöl
- ✓ 10 g Basilikum frisch
- ✓ Prise Salz
- ✓ 2 Stück Eier
- ✓ 1 Esslöffel Milch 1,5 %

Zubereitung:

1. Zwiebeln in kleine Würfel schneiden. Zucchini waschen, putzen und mit einer Reibe grob raspeln.
2. Eier aufschlagen und zusammen mit Milch und Salz verquirlen.
3. Basilikumblätter waschen, in feine Streifen schneiden und unter das Ei-Milch-Gemisch mengen.
4. Öl in einer beschichteten Pfanne erhitzen und die Zwiebeln glasig andünsten. Zucchini-Raspel dazugeben und 1 Minute mit dünsten. Ei-Milch-Gemisch dazu gießen und bei mittlerer Hitze 2 Minuten stocken lassen.
5. Omelette zusammenklappen und 2 weitere Minuten braten.

Nährwerte: Kalorien: 250; Kohlenhydrate: 6 Gramm; Fett: 14 Gramm; Eiweiß: 15 Gramm

TEXANISCHER THUNFISCH-BOHNEN-SALAT

Zubereitungszeit: 15 Minuten

Zutaten für 1 Person:

- ✓ 80 g Thunfisch im eigenen Saft
- ✓ 50 g Weiße Bohne auch Konserve
- ✓ 5 Cherrytomate
- ✓ 1 Rote Zwiebeln
- ✓ Prise Salz
- ✓ Prise Pfeffer
- ✓ 50 g Mais
- ✓ 1 EL Olivenöl
- ✓ 1 EL Petersilie

Zubereitung:

1. Tomaten vierteln, Zwiebel in kleine Stücke schneiden.
2. Mit den restlichen Zutaten mischen, klein gehackte Petersilie drüberstreuen und mit Salz und Pfeffer abschmecken.

Nährwerte: Kalorien: 350; Kohlenhydrate: 17 Gramm; Fett: 15 Gramm; Eiweiß: 27 Gramm

GEMÜSE-BOLOGNESE

Zubereitungszeit: 60 Minuten

Zutaten für 1 Person:

- ✓ 125 Gramm Zucchini
- ✓ 60 Gramm Lauch
- ✓ 50 Gramm Staudensellerie
- ✓ 50 Gramm rote Paprika
- ✓ 50 Gramm Karotten
- ✓ 200 Gramm Pizza-Tomaten
- ✓ 125 Gramm Vollkornnudeln
- ✓ 1 Knoblauchzehe
- ✓ 1 EL Olivenöl
- ✓ Etwas Salz, Pfeffer und Oregano

Zubereitung:

1. Karotte schälen, restliches Gemüse putzen und alles sehr klein schneiden.
2. Olivenöl erhitzen und Gemüse darin bei mittlerer Hitze anbraten.
3. Knoblauch fein hacken und zum Gemüse geben, weitere 3 Minuten dünsten.
4. Pizza-Tomaten zugeben und nun alles kurz aufkochen, anschließend 30 Minuten köcheln lassen. Mit Salz, Pfeffer und Oregano würzen.
5. Nudeln in Salzwasser bissfest kochen und mit der Gemüsebolognese anrichten.

Nährwerte: Kalorien: 578; Kohlenhydrate: 87 Gramm; Fett: 14 Gramm; Eiweiß: 22 Gramm

Tag 7:

OMELETTE MIT GARNELEN

Zubereitungszeit: 25 Minuten

Zutaten für 1 Person:

- ✓ 100 g Garnelen tiefgefroren
- ✓ Etwa Salz
- ✓ 3 Eier
- ✓ 1 TL Butter
- ✓ 1 TL Rapsöl
- ✓ Etwa Pfeffer

Zubereitung:

1. Garnelen mit dem Rapsöl anbraten, bis sie angeröstet sind.
2. Dann Eier vorab verquirlen, in eine mit etwas Butter Pfanne geben und stocken lassen. Ist das Ei fest, drehen Sie es auf die andere Seite. Noch 1 Minute braten lassen.
3. Mit Salz und Pfeffer abschmecken.
4. Omelette auf einen Teller gleiten lassen, mit Garnelen füllen und umklappen.

Nährwerte: Kalorien: 442; Kohlenhydrate: 3 Gramm; Fett: 31 Gramm; Eiweiß: 39 Gramm

THUNFISCHSALAT SCHAFSKÄSE NACH GRIECHISCHER ART

Zubereitungszeit: 15 Minuten

Zutaten für 1 Person:

- ✓ 1 Handvoll Salat nach Wahl
- ✓ 100 g Kirschtomate
- ✓ 1 EL Öl
- ✓ 4 Olive
- ✓ 50 g Feta
- ✓ Prise Salz
- ✓ Prise Pfeffer
- ✓ 125 g Thunfisch im eigenen Saft
- ✓ 1 EL Balsamico

Zubereitung:

1. Für den Thunfischsalat zunächst einmal den Salat waschen und trockenschleudern.
2. Tomaten waschen und nach Belieben halbieren, viertel oder einfach ganz lassen.
3. Zwiebel in Ringe, Oliven in Scheiben schneiden.
4. Feta würfeln, alles zusammen mit dem Thunfisch und dem Salat vermischen.
5. Aus den restlichen Zutaten das Dressing mixen und über den Thunfischsalat geben.

Nährwerte: Kalorien: 431 Kohlenhydrate: 29 Gramm; Fett: 29 Gramm; Eiweiß: 06 Gramm

RINDFLEISCH-INGWER-PFANNE

Zubereitungszeit: 25 Minuten

Zutaten für 1 Person:

- ✓ 125 Gramm Rinderhüftsteak
- ✓ 60 Gramm Zuckerschoten
- ✓ ½ rote Paprika
- ✓ 60 Gramm Couscous
- ✓ Etwas Gemüsebrühe
- ✓ 10 Gramm Ingwer
- ✓ ½ Knoblauchzehe
- ✓ ½ TL Speisestärke
- ✓ ½ EL Sesamöl
- ✓ 2 EL Teriyaki-Soße
- ✓ 1 TL Zitronensaft
- ✓ Etwas Salz, Pfeffer

Zubereitung:

1. Rindfleisch abspülen und trocken tupfen, in Streifen schneiden.
2. Ingwer und Knoblauch schälen und fein hacken. Die Hälfte von beidem mit 1 EL Teriyaki-Soße und Speisestärke vermengen und das Fleisch damit marinieren.
3. Zuckerschoten waschen, Paprika waschen und in Streifen schneiden.
4. Öl in einer Pfanne erhitzen und das Fleisch bei großer Hitze einige Minuten scharf anbraten. Aus der Pfanne nehmen. Dann das Gemüse mit dem restlichen Ingwer und Knoblauch einige Minuten im Fleischsud garen. Mit restlicher Teriyaki-Soße und

etwas Gemüsebrühe ablöschen. So lange köcheln, bis die Zuckerschoten und Paprikastreifen bissfest sind.

5. Couscous nach Packungsangabe zubereiten. Fleisch zurück in die Pfanne geben und unter das Gemüse mengen, heiß werden lassen. Mit Zitronensaft und Gewürzen abschmecken.

Nährwerte: Kalorien: 571; Kohlenhydrate: 61 Gramm; Fett: 15 Gramm; Eiweiß: 45 Gramm

Kurze Zusammenfassung: Sehr gut du hast es geschafft! Und du bist sehr stolz auf dich! Ich freue mich für dich, dass du diesen Schritt für dein Leben gemacht hast.

TIPPS UND TRICKS FÜR DAS INTERVALLFASTEN

Das Intervallfasten wirkt im ersten Moment sehr einfach und ist auch für (fast) jeden geeignet. Allerdings sollten die Fastenstunden ohne Essen dabei nicht unterschätzt werden, da genau diese Stunden oft der Grund dafür sind, dass die neue Ernährungsmethode doch wieder aufgegeben wird. In diesem Kapitel findest du noch einige Tipps und Tricks, wie du die Fastenzeiten besser überstehst und dich jeden Tag beziehungsweise jede Woche mehr an die neuen Gewohnheiten anpassen kannst:

1. **Ablenkung vom Essen**

Wenn du in der Fastenzeit nur an das Essen denkst, dürfte das Durchhalten ein wenig schwieriger werden. Lenke dich am besten von diesen Gedanken ab und nutze die Fastenzeit dafür, andere Aufgaben zu erledigen oder dich vollkommen auf deine Arbeit zu konzentrieren. Je weniger du an das Essen denkst, desto leichter fällt das Durchhalten.

2. **Genug trinken**

Ausreichend Wasser und ungesüßte Tees zu trinken ist von großer Bedeutung, damit dein Stoffwechsel richtig funktioniert und Abfallstoffe abtransportiert werden. Trinken lenkt dich ein wenig vom Hunger ab und sorgt dafür, dass du leichter durchhältst. Mindestens 1,5 Liter täglich oder noch besser 2 Liter am Tag sollten es schon sein. Die wichtigste Grundregel lautet hier: Nimm keine Kalorien oder Süßstoffe beim Trinken zu dir.

3. **Achtsamkeit beim Essen**

Wenn du beim Essen nebenbei Fernsehen schaust, mit dem Handy beschäftigt bist oder Serien schaust, dann nimmst du kaum wahr, was und vor allem wie viel du isst. Konzentriere dich daher auf dein Essen, genieße jeden Bissen und lege zwischendurch das Besteck zur Seite. Dadurch trainierst du deine Achtsamkeit und lernst wieder, mit kleineren Portionen zufrieden zu sein.

4. Training im nüchternen Zustand

Sehr effektiv ist das Training im nüchternen Zustand, also noch vor dem Essen. Das ist natürlich nicht immer möglich, da der Kreislauf teilweise für Schwierigkeiten sorgt. Doch falls es machbar ist, dann solltest du dein Training so gestalten, dass es direkt vor dem Ende der Fastenphase stattfindet. Trainiere im Zweifelsfall ein wenig sanfter und nicht ganz so intensiv wie sonst. Wenn das Fasten zum Beispiel um 12 Uhr mittags gebrochen wird, dann kann 11 Uhr morgens eine gute Trainingszeit sein – solange diese Zeit nicht mit der Arbeit oder mit anderen Verpflichtungen kollidiert.

5. Keine Mahlzeiten direkt vor dem Schlafen

Im Idealfall liegen zwischen der letzten Mahlzeit am Abend und dem Moment des Schlafens mindestens zwei bis drei Stunden. Dann muss der Körper nicht mehr am Abend oder, noch schlimmer, im Schlaf so schwere Arbeit bei der Verdauung übernehmen. Wenn du diesen Abstand zum Schlafen einhältst, schläfst du besser und dein Körper kann sich in der Nacht um Reparaturprozesse kümmern sowie die Fettverbrennung ankurbeln. Dazu gehört ebenfalls, dass du am Abend am besten keinen Kaffee mehr trinkst, da dieser den Schlafrhythmus durcheinanderbringen kann.

FAZIT

Nachdem du nun viel über das Intervallfasten erfahren hast, hast du ja vielleicht schon deinen Favoriten unter den verschiedenen Methoden gefunden. Die beliebtesten Varianten sind ganz sicher die 16:8-Methode und die 5:2-Diät. Natürlich stellen die Abwandlungen dieser beiden Varianten ebenfalls interessante Optionen dar.

Achte darauf, dass du die klassischen Anfängerfehler nicht begehst, die oft vorkommen und die den Erfolg beim Fasten boykottieren können. Vor allem zu großen Mahlzeiten und die Aufnahme von Kalorien in den Fastenzeiten sorgen dafür, dass vielleicht sogar eine Gewichtszunahme die Folge ist. Dabei muss das nicht der Fall sein, wenn du ein wenig auf die Portionsgröße achtest und die passenden Lebensmittel auswählst, die lange sättigen.

Am besten klappt die Umstellung im Normalfall, wenn du es mit einer Challenge versuchst und dich darauf einlässt, erst einmal zwei bis vier Wochen den neuen Lebensstil zu testen. In der Zeit fällt dir dann auf, wie gut das Intervallfasten mit dem Alltag vereinbar ist und worauf es in der Praxis ankommt.

Bist du schon gespannt auf die Effekte und Veränderungen, die du erwarten kannst? Dann beginne am besten sofort mit der Umstellung, suche dir deine perfekte Methode beim Intervallfasten aus und fange damit an, längere Fastenzeiten in deinen Alltag zu integrieren. Viel Erfolg und Spaß bei der Umsetzung!

ABSCHLUSSWORT

Ich freue mich sehr, wenn dir der Ratgeber gefallen hat und dich deinen Zielen einen Schritt nähergebracht hat.

Schilder mir gerne deine Erfahrung im Bereich Intervallfasten und werde aktiv!

Ich wäre dir dankbar für eine Buchrezension auf Amazon. Einfach den QR-Code scannen.

Solltest du Anmerkung oder Verbesserungsvorschläge haben dann schreibe mich gerne an unter:

kontakt.eatingclean@gmail.com

Ich würde mich sehr über Rückmeldung freuen.

IMPRESSUM

1. Auflage 2020

Kontakt: Sandrine Mafonkou / Hohenstauffenstr. 10 / 74074 Heilbronn

Covergestaltung: germancreative

Coverfoto: depositphotos.com

HAFTUNGSAUSSCHLUSS

Der Inhalt dieses Buches wurde mit großer Sorgfalt geprüft und erstellt Für sämtliche Inhalte kann jedoch keinerlei Garantie übernommen werden. Dies gilt für die Aktualität, Korrektheit, Vollständigkeit oder Qualität der bereitgestellten Informationen und weiteren Informationen.

Haftungsansprüche gegen den Autor, welche sich auf Schäden materieller oder ideeller Art beziehen, die durch die Nutzung oder Nichtnutzung der dargebotenen Informationen bzw. durch die Nutzung fehlerhafter und unvollständiger Informationen

verursacht wurden, sind grundsätzlich ausgeschlossen. Dieses Buch berät über ein Ernährungsthema und hilft bei Gewichtsabnahme. Es dient nicht der Untersuchung wissenschaftlicher Problemstellungen und ersetzt diese ebenfalls nicht.

Hiermit verdeutliche ich ausdrücklich, dass über dieses Buch keine Heilungsversprechen garantiert werden können. Zusätzlich sind die Ratschläge und Tipps keine ärztlichen Anweisungen. Die praktische Anwendung kann nicht über die Informationslage des Buches oder des Autors gewährleistet werden.

URHEBERRECHT

Printed in Germany
by Amazon Distribution
GmbH, Leipzig

23266270R00078